Bernd Kiefer · Bettina Rudert
Der therapeutische Tischbesuch
TTB – die wertschätzende Kurzzeitaktivierung

Klinikseelsorge
Alice-Hospit
J. Löffler-D?
Dieburger Stra?
64287 Darmstadt

VINCENTZ NETWORK

> **Bibliografische Information der Deutschen Bibliothek**
>
> Die Deutsche Bibliothek verzeichnet diese Publikation in der Deutschen Nationalbibliografie; detaillierte bibliografische Daten sind im Internet über <http://dnb.ddb.de> abrufbar.

Sämtliche Angaben und Darstellungen in diesem Buch entsprechen dem aktuellen Stand des Wissens und sind bestmöglichst aufbereitet.
Der Verlag und die Autoren können jedoch trotzdem keine Haftung für Schäden übernehmen, die im Zusammenhang mit Inhalten dieses Buches entstehen.

© VINCENTZ NETWORK, Hannover 2007

VINCENTZ.NET Besuchen Sie uns im Internet: www.vincentz.net

Das Werk ist urheberrechtlich geschützt. Jede Verwendung außerhalb der engen Grenzen des Urheberrechtsgesetzes ist ohne Zustimmung des Verlages unzulässig und strafbar.
Dies gilt insbesondere für die Vervielfältigungen, Übersetzungen, Mikroverfilmungen und Einspeicherung und Verarbeitung in elektronischen Systemen.

Druck: BWH GmbH Publishing Company
Foto Titelseite: Bildagentur mauritius GmbH, Hamburg
Fotos, Grafiken und Mind Maps®: Bernd Kiefer und Bettina Rudert

ISBN 3-86630-029-8
   978-3-86630-029-3

Bernd Kiefer · Bettina Rudert
Der therapeutische Tischbesuch

Vorwort

Die jährlichen Altenpflegemessen, entweder in Hannover oder in Nürnberg, bieten neben all den anderen Vorzügen den Kongress-Referenten auch die Möglichkeit, von Plänen und Vorstellungen oder schon in Arbeit befindlichen Werken der Kollegen zu erfahren.

Voller Spannung hatte ich deshalb in Hannover den Erzählungen von Frau Rudert und Herrn Kiefer gelauscht und gespannt auf deren Buch gewartet, hatte ich doch schon im Vorfeld so eine Ahnung, dass es Wasser auf meine Mühlen, meine Vorstellungen von guter Altenpflege, lenken würde.

Und tatsächlich, „Der therapeutische Tischbesuch" unterstützt und erfüllt alles, was ich mir für demenzkranke BewohnerInnen wünsche. TTB kann glatt das kleine Geschwister der „10-Minuten-Aktivierung" genannt werden. Denn (auch) hier greift das Argument „Wir haben keine Zeit" nun wirklich nicht mehr, braucht TTB doch nur ein oder zwei Minuten der so knappen Zeit der Pflegenden, ob im eigenen Zuhause der Demenzkranken oder in einem Heim.

Die Wertschätzung der Demenzkranken, das Verständnis für die Notwendigkeit, ihr eigenes gelebtes Leben wieder wachzurufen und dies gerade mit ganz alltäglichen Gegenständen, ist das, was tatsächlich aktiviert. Hier liegt der Schlüssel zur Vergangenheit. Es ist genau jener, den wir brauchen und der wirklich funktioniert.

Schön, dass die beiden Autoren in ihrem Buch ganz ausführlich und verständlich darauf hinweisen sowie viele einfache Möglichkeiten und Vorschläge aufzeigen. Sehr aufmerksam habe ich auch gelesen, was jeder Altenpfleger im Laufe seiner Ausbildung gelernt haben sollte:

Demenzkranke Menschen brauchen nicht nur die körperliche Pflege und die Versorgung ihrer Krankheiten. Das, was sich alle BewohnerInnen wünschen und eigentlich von Pflegenden und Versorgenden erhoffen, ist der rote Faden beim TTB!

Nämlich die freundliche Zuwendung, die persönliche Ansprache und das daraus sich entwickelnde befriedigende Gefühl, noch gebraucht zu werden. Alle möchten auch mit kleinster Kraft und nur blitzlichtartigem Wissen und Können spüren, dass sie selber noch am Leben aktiv teilhaben. Niemand, auch ein noch so dementer Mensch, möchte und darf ein „nobody" sein.

Wie das ermöglicht werden kann, trotz Personalknappheit und ständiger Zeitnot, zeigen Frau Rudert und Herr Kiefer wirklich eindrucksvoll und praktikabel.

Herzlichen Glückwunsch! Und ich freue mich, weil TTB ganz meinen Vorstellungen entspricht. „Der therapeutische Tischbesuch" möge eine weite und hilfreiche Verbreitung finden.

Ute Schmidt-Hackenberg

Inhalt

- 4 Vorwort
- 8 Einleitung
- 10 Der therapeutische Tischbesuch (TTB)
  - 12 Ursprung und Prinzipien
  - 22 Durchführung und Grundsätze
- 26 Anwendungsbeispiele zum Einsatz von Materialien
  - 28 Nostalgie und Biografie
  - 30 Natur
  - 33 Gymnastik- und Therapiematerialien
  - 35 Düfte und Gerüche
  - 37 Musik
  - 42 Zeitungsartikel, Bücher und Abreißkalender
  - 46 Fühlschnüre
  - 47 Sonstiges
- 52 Impulse geben
  - 53 Der Krauthobel
  - 55 Des Kaisers Geburtstag
  - 56 Osterbräuche
- 58 Nonverbale Kommunikation
  - 59 Die Magie des Winkens
  - 60 Anwendung nonverbaler Kommunikation
  - 62 Spaß haben

64 Unterstützende Methoden
65 Klientenzentrierte Gesprächsführung

80 Praxisbeispiele
81 Das Mariechen
82 „Sie stehlen meine Sachen!"
83 Die Walzerkönigin

86 Einbindung des TTB in Pflegeplanung und Dokumentation

92 Anhang
92 Schlusswort
94 Danksagung
94 Autoren
96 Literatur

Einleitung

Zum Ende der 80ger Jahre, während meiner Arbeit (Praktika) in verschiedenen Altenpflegeeinrichtungen, fand ich für mich eine Methode, um schnell in einen intensiven Austausch und Kontakt mit den Bewohnern zu kommen. Diese erwies sich als effektive Ergänzung zu anderen Gruppenaktivitäten und Angeboten.

Zum damaligen Zeitpunkt fiel mir schmerzlich auf, dass viele Bewohner bei der Durchführung und Planung von Gruppenangeboten auf der Strecke bleiben. Methoden wie Validation oder 10-Minuten-Aktivierung lagen in Deutschland noch in weiter Ferne.

So wurden einige Bewohner immer wieder angehalten, an Angeboten teilzunehmen, obwohl kein Interesse mehr vorhanden war. Andere dagegen wurden häufig übergangen. Dazu kamen oft unzumutbare Wartezeiten aus dem Wunsch heraus, die in Cafeteria oder Gymnastikraum stattfindenden Veranstaltungen in letzter Minute noch zu füllen.

Ein weiterer Grund, der mich bewegte, nach einer für mich akzeptablen Lösung in Form einer für die hochbetagten Menschen geeigneten Kurzzeitaktivierung zu suchen, war der trostlose Anblick, der sich mir beim Betreten einiger Heime bot. Im Tagesraum saßen die Bewohner häufig sprachlos vor ihren Tischen. Manche hatten ihren Kopf auf den Tisch sinken lassen. Vor sich ein gefülltes Glas oder ein Paket Papiertaschentücher, auf dem Schoß die abgewetzte Handtasche.

Am Ende meiner Ausbildung als Geronto-Sozialtherapeut fasste ich die gewonnenen Erkenntnisse als Abschlussarbeit unter dem Titel „Der therapeutische Tischbesuch (TTB)" zusammen. Über die Grenzen Deutschlands hinaus wurde die Methode aber erst nach dem Erscheinen des Buches „Mind Maps in der Altenpflege" bekannt, in dem der therapeutische Tischbesuch neben anderen Therapieformen vorgestellt wird.

Die im vorliegenden Buch dargestellte Methode des therapeutischen Tischbesuchs (TTB) stützt sich auf die vor langer Zeit innerhalb der Praktika gewonnenen Erkenntnisse sowie die Erfahrungen der letzten fünfzehn Jahre, in denen der TTB von meiner Co-Autorin Bettina Rudert und mir ständig weiterentwickelt wurde.

Die erfolgreiche Durchführung therapeutischen Handelns wird getragen von der Absicht alte Menschen zu verstehen und sie in ihrer Lebenswelt mit Wertschätzung zu begleiten. Der Schlüssel dazu ist verbale und nonverbale Kommunikation.

Der therapeutische Tischbesuch stellt ein einfach zu erlernendes Werkzeug dar, mit dem Sie diesen Anspruch in Ihren Arbeitsalltag integrieren können.

Bernd Kiefer

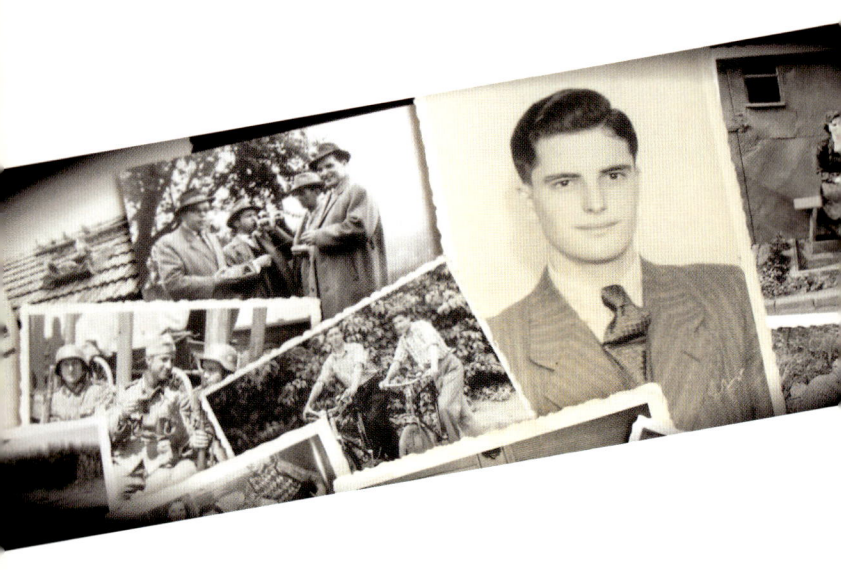

DER THERAPEUTISCHE TISCHBESUCH (TTB)

Ursprung und Prinzipien
Durchführung und Grundsätze

Der therapeutische Tischbesuch (TTB)

„Es bleibt einem jeden immer noch so viel Kraft, das auszuführen, wovon er überzeugt ist."

Johann Wolfgang von Goethe

Der in den letzten Jahren stark angestiegene Dokumentationsbedarf sowie der höhere Anteil oftmals zu niedrig eingestufter schwerstpflegebedürftiger und demenzkranker Menschen bringen die Mitarbeiter in der ambulanten und stationären Pflege an die Grenzen ihres Zeitpotentials und ihrer Leistungsfähigkeit. Umso mehr benötigt aber der alte Mensch, um sich geborgen zu fühlen und körperlich und geistig möglichst mobil zu bleiben, eine kommunikative Einbettung in den Tagesablauf. Genau dieses Ziel verfolgt die *wertschätzende Kurzzeitaktivierung* in Form des *therapeutischen Tischbesuches*. Diese ist eine leicht erlernbare und im Pflegealltag einfach umsetzbare therapeutische Methode.

> Definition: Unter dem therapeutischen Tischbesuch (TTB) versteht man das systematische und zeitlich kurz begrenzte Aufsuchen der pflegebedürftigen Menschen unter Einbeziehung kommunikationsanregender Medien.

Die therapeutische Zuwendung beschränkt sich nur auf ein bis zwei Minuten, führt aber durch den systematischen Einsatz von Impulsen und intensives, individuell auf den Menschen abgestimmtes Vorgehen zu einer Steigerung der

Kommunikationsfähigkeit und Lebensqualität. Dies führt zu einem Abbau von Regression und Unruhe.

Ursprung und Prinzipien

Die Methode wurde im direkten Umgang mit alten Menschen entwickelt, als ich 1990 innerhalb einer Zusatzausbildung zum Geronto-Sozialtherapeuten ein Praktikum in einem Altenheim absolvierte. Am ersten Tag führte meine Anleiterin mich morgens in den Wohnbereich, in dem ich meinen Dienst beginnen sollte. Im Aufenthaltsraum saßen ca. fünfzehn bis zwanzig Bewohner an Tischen – teilweise dösend, mit dem Kopf und Oberkörper auf dem Tisch aufgelegt – oder zusammengesunken auf kleinen Sofas am Rand des Raumes. Als wir uns den Bewohnern näherten rief sie in lautem, aber freundlichem Ton: „Guten Morgen". Zu meiner Verwunderung rührte sich niemand. „Du kannst hier machen was du willst, du bekommst sowieso keine Antwort!", fügte sie erklärend hinzu. Da stand ich nun, höchst motiviert, inmitten von schweigenden, dahindösenden alten Menschen. Das Bild ging mir nicht mehr aus dem Kopf.

Bereits auf dem Heimweg machte ich mir Gedanken, wie man die Bewohner erreichen könnte. Es wurde mir bewusst, dass ein stärkerer Reiz als das bloße Grüßen notwendig ist, um die Köpfe der Mensch wieder aufzurichten. Also nahm ich mir vor, ab sofort jeden Morgen den Aufenthaltsraum aufzusuchen und jeden Bewohner mit Handschlag und einer kurzen persönlichen Ansprache zu begrüßen. Innerhalb der Gruppe befanden sich auch mehrere stark demenzkranke Menschen und eine Bewohnerin, deren eine Gesichtshälfte einem Krebsleiden zu Opfer gefallen war. Da ich bisher nur mit Jugendlichen und Kindern gearbeitet hatte, spürte ich eine große Unsicherheit, mich auch diesen Personen zu nähern. Kurzerhand beschloss ich diese, aus meiner Unerfahrenheit herrührende Berührungsangst, durch ein systematisches Vorgehen zu überbrücken. So begann ich meine Begrüßungsrunden in der linken Ecke des Raumes und arbeitete mich langsam voran, bis ich alle Bewohner ohne Ausnahme begrüßt hatte. Diese etwas strategisch anmutende Vorgehensweise half mir, meine noch vorhandenen Berührungsängste zu bestimmten Personengruppen abzubauen.

Insbesondere Bewohner, die besonders abwesend oder unfreundlich wirkten oder auch körperlich einen abstoßenden Eindruck machten und so von mir, wie auch von anderen, bewusst oder unbewusst benachteiligt worden waren, wurden so automatisch eingeschlossen. So erlebte ich manche Überraschung, die mir diese Personengruppe besonders liebenswert machte.

Bereits nach ein paar Tagen wurden einige Bewohner deutlich munterer. Und wieder stieß ich an meine Grenzen, da ich manchmal nicht wusste, worüber ich mit den hochbetagten Menschen sprechen sollte. Das Themenrepertoire, das ich mir im Rahmen der Jugendarbeit angeeignet hatte war zwar sehr vielseitig, aber sehr vom Zeitgeist und meiner bisherigen Zielgruppe geprägt. Es reichte vom Umgang mit den damals immer beliebter werdenden Homecomputern (C 64, Amiga usw.) und

Videospielen bis zu den Gefahren und Risiken, die der leichtfertige Umgang mit Drogen mit sich bringt. Doch nun hatte ich es mit hochbetagten Menschen zu tun, deren „Drogenerfahrungen" zumeist bei der Einnahme von Klosterfrau Melissengeist endeten. So musste ich wohl zwangsläufig meine Themenauswahl überdenken und den Bedürfnissen und der Erlebniswelt dieser Menschen anpassen.

Innerhalb meiner Fortbildung hatte ich die Grundlagen der *multiplen Stimulierung* kennen gelernt, die bereits in den achtziger Jahren von Hilarion Petzold entwickelt wurde. Der Begründer dieser Methode geht unter anderem davon aus, dass Fähigkeiten (Kompetenzen) bei mangelnder Ausführung (Performanz) verloren gehen. Da der Mensch aber über ein *holografisches Leibgedächtnis* verfügt, welches über ein *Intermediärobjekt* aktiviert werden kann, ist es möglich, die verschütteten Kompetenzen wieder zu aktivieren. So kann man einem Menschen, wenn eine Direktstimulierung in Form eines Waldspazierganges nicht mehr möglich ist, einen Tannenzapfen (Intermediärobjekt) in die Hand geben und aus seinem Leibgedächtnis heraus entsteht vor seinem inneren Auge ein Wald. Diese Stimulation regt die Kommunikation an, weckt *Erlebnisappetit* und gibt den Anstoß für weitergehende Gespräche und Aktivitäten.

Besonders war mir ein Vortrag in Erinnerung geblieben, den Hilarion Petzold innerhalb der Altenpflegemesse gehalten hatte. In diesem Vortrag beschrieb er unter anderem, wie er ein Baby in ein Altenheim mitgenommen hatte, um die alten Menschen am Kopf des Kindes riechen zu lassen und sie dadurch zu stimulieren. So wollte ich es auch probieren, nur leider hatte ich kein Baby zur Verfügung und mir zu diesem Zweck eines zu entleihen war, wie man sich leicht vorstellen kann, so gut wie unmöglich. Also musste ich mir etwas anderes einfallen lassen.

Mit dieser Erkenntnis begann ich, auf dem Weg zur Arbeit Kastanien und einige besonders schön gefärbte Blätter aufzusammeln, um diese als Intermediärobjekte in meine Tischbesuche einzubringen. Ich war mir sehr sicher, dass die fitteren Bewohner auf diese Mitbringsel, die jeder kennt, reagieren würden. Ein Schlüsselerlebnis hatte ich allerdings, als ich eine der stacheligen, noch nicht ganz aufgeplatzten Kastanien einer stark demenzkranken Dame mit den Worten: „Was meinen Sie was das ist?", behutsam in die offene Handfläche legte. Es dauerte eine kleine Weile und sie antwortete: „Ein kleiner Igel!" Nun brauchte ich einen kleinen Moment, um mich wieder zu fassen, denn es waren die ersten Worte, die ich bisher von ihr vernommen hatte. Ich fragte weiter: „Ja, es fühlt sich sehr stachelig an, was könnte es denn noch sein?" Sie befühlte den Gegenstand nun intensiv mit beiden Händen und erwiderte: „Es ist eine Kastanie, vor meinem Elternhaus standen riesige Bäume, nach der Schule sammelten wir die Kastanien immer auf …".

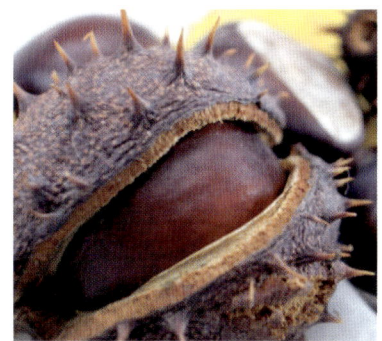

Die große Resonanz auf meine Aktionen spornte mich weiter an. So benutzte ich auch Gegenstände, die ich ständig bei mir trug. Ich reichte meinen Schlüsselbund weiter und ließ die Bewohner die einzelnen Schlüssel betasten oder hielt den Damen meine Wange hin, um meinen Dreitagebart zu berühren, der sich wie Schmirgelpapier anfühlte. Um die stärker demenzkranken Menschen zu erreichen, musste ich mich mit ihnen auf eine Ebene begeben. Ich benutzte bewusst keinen Stuhl, sondern setzte mich meist unmittelbar vor ihnen in die Hocke und begann, den Kontakt behutsam über Berührungen wie das Halten und Streicheln der Hände aufzunehmen.

Dass ich keinen Stuhl benutzte, hatte besondere Gründe. Einerseits wollte ich mich nicht zu sehr in dem kleinen persönlichen Bereich der Bewohner breit machen, es sei denn mir wurde direkt ein Platz angeboten, andererseits war ich ohne Stuhl flexibler. So konnte ich mich leicht mit den Personen auf eine Höhe bringen oder mich ohne Umstände einem anderen Tisch zuwenden. Die Atmosphäre war so ungezwungener. Außerdem konnte ich es mir kaum vorstellen, innerhalb einer halben Stunde ca. fünfzehnmal mit einem Stuhl durch die Gegend zu ruckeln. Die Zeitspanne der einzelnen Besuche richtete sich nach den Bedürfnissen der Bewohner. Wo teilweise wenige Sekunden ausreichend waren („Heute bin ich froh, wenn ich mal meine Ruhe habe"), vergingen in anderen Gesprächen die Minuten wie im Flug („Sie sind der einzige, der mich hier besucht!"). Diese Flexibilität in der zeitlichen Einteilung war mir sehr wichtig. So hatten die Bewohner genauso wie ich die Möglichkeit, sich jederzeit aus dem Gespräch herauszunehmen. Ein Zwang, wie er häufig in manchen Gruppenangeboten auftrat („Ach Frau Müller, bleiben Sie mal noch bei uns. Wer soll Sie denn jetzt wieder auf Ihre Etage hochbringen?") war so nicht vorhanden. Sehr berührt hat mich, wie hoch die Bewohner die wenigen Minuten, die ich mir für Sie nahm, einschätzten („Haben Sie denn wirklich noch Zeit für mich?").

Um die Kommunikation weiter zu bereichern, integrierte ich Elemente aus der *Gesprächstherapie* nach Rogers. *Einfühlendes Verstehen (Empathie)* wird mithilfe von verbalem und nonverbalem *Spiegeln* von Aussagen und Bewegungen zum Ausdruck gebracht. Dieses ermöglicht es Ihnen, die innere Welt der hochbetagten Menschen besser zu verstehen. Dieses einfühlsame Vorgehen wird eingebettet in positive *Wertschätzung*, so dass der alte Mensch sich akzeptiert fühlt unabhängig davon, was er äußert oder wie er handelt. *Echtheit (Kongruenz)* zeigen Sie durch eine Übereinstimmung Ihrer Aussagen mit Tonfall, Mimik, Gestik und Gefühlen. Gerade demenzkranke Menschen, die den Sinn Ihrer Worte manchmal nicht mehr begreifen, spüren die dahinter liegenden Gefühle umso deutlicher.

Ich nutzte die kommenden Wochenenden, um auf dem Speicher Gegenstände zusammenzusuchen, die ich bei meinen Tischbesuchen einsetzen konnte. Von ausgedienter Babywäsche, Knöpfen, Wollresten bis hin zu einer alten Suppenkelle stellte ich mir ein ansehnliches Sammelsurium zusammen.

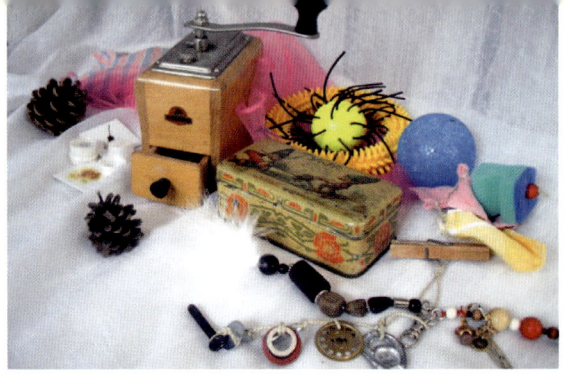

Nach ca. zwei Wochen bot sich mir morgens ein völlig verändertes Bild. Wenn ich den Aufenthaltsraum betrat, riefen mir die Bewohner bereits von weitem ein fröhliches „Guten Morgen" zu oder winkten eifrig und blickten mich erwartungsvoll an. Über diesen Erfolg war ich mehr als überrascht, da ich für jeden der zwanzig Bewohner durchschnittlich nur ein bis zwei Minuten eingesetzt hatte. Daraus konnte ich ableiten, dass nicht die Dauer der Aktivierung entscheidend war, sondern die *Intensität* der Durchführung, die Individualität der Zuwendung, die *systematische Vorgehensweise* und die *Stetigkeit* der Ausführung innerhalb eines wertschätzenden Klimas.

Prinzipien des therapeutischen Tischbesuches:

1. Intensität
2. Individualität
3. Systematische Vorgehensweise
4. Stetigkeit.

Die Prinzipien sind eingebettet in eine wertschätzende Grundhaltung, die den Umgang mit dem Gegenüber prägt.

Aus den Tischbesuchen ergaben sich folgende Entwicklungen:

- » Spürbare Veränderungen des Klimas
- » Steigerung von Kommunikationsfähigkeit, Wohlbefinden und Lebensqualität
- » Minderung von Regression, Unruhe und Aggression
- » Persönliche Wünsche und Beschwerden werden geäußert
- » Aktuelle Kenntnisse zum Bedürfnisstand werden gewonnen
- » Erweiterung der Biografiearbeit
- » Freude und Spaß

Spürbare Veränderung des Klimas
Nachdem ich ein paar Wochen lang meine Gesprächsrunden durchgeführt hatte wurde ich, kaum dass ich den Kopf durch die Tür gestreckt hatte, mit Kusshänden und Winken freudig begrüßt. Zu meiner eigenen Verwunderung wurde ich bereits nach kurzer Zeit auch von den stark demenzkranken Menschen, selbst auf große Distanz hin, wiedererkannt. Selbst ein Zulächeln oder Winken aus der Ferne wurde erwidert. Bei allen Bewohnern war eine Steigerung der Kommunikationsfähigkeit, des Wohlbefindens und der Lebensqualität spürbar. Regression, Unruhe und Aggression waren deutlich gemindert.

Persönliche Wünsche und Beschwerden werden geäußert
Personen, von denen wegen ihrer abweisenden Haltung niemand angenommen hätte, dass sie an Angeboten Interesse haben, äußerten nach einigen Besuchen Wünsche, aber auch massive Beschwerden („Ich sitz hier den ganzen Tag und komme nie raus. Es könnte einen doch mal jemand vor die Tür bringen. Das Wetter ist doch schön. Die da vorne, die jammert den ganzen Tag, da laufen alle. Und ich hier?").

Im Gegensatz dazu hatten andere Bewohner längst die Lust an bestimmten sich ständig wiederholenden Angeboten verloren. Trotzdem ließen sie sich immer wieder zur Teilnahme überreden („Ach, man will ja nicht undankbar erscheinen. Wo sich doch alle so bemühen."). Auch scheinbare Kleinigkeiten, die das Befinden der Bewohner störten, wurden plötzlich geäußert („Kannst du nicht mal den Leierkasten (Radio) ausmachen. Man wird ja ganz bekloppt bei dem ständigen Gedudel.").

Aktuelle Kenntnisse zum Bedürfnisstand werden gewonnen
Der aktuelle Stand der Bedürfnisse bietet Hinweise für die Konzipierung neuer Gruppenaktivitäten, ebenso wird eine individuellere Auswahl der Teilnehmer für Angebote wie Kochgruppe, Backgruppe, Ausflüge usw. möglich.

Da nun manche Wünsche und Beschwerden nicht mehr im verbogenen blieben, fiel es mir wesentlich leichter, Interessenten für bestimmte Aktivitäten zu finden. Vorher tat ich mich oft sehr schwer damit, wenn ich Bewohner zu einer Gruppenstunde überreden sollte. Insbesondere wenn ich das Gefühl hatte, dass die Bewohner letztendlich nur den Betreuern zuliebe teilnahmen.

Erweiterung der Biografien
Während der Besuche erfuhr ich viel über die Biografien der Bewohner, was mir in der späteren Arbeit sehr hilfreich war. In der Einrichtung existierten leider zum damaligen Zeitpunkt keine Biografien, was sich insbesondere in der Arbeit mit den demenzkranken Bewohnern erschwerend bemerkbar machte. Zudem lauschte ich sehr gern den Erfahrungen und Erinnerungen der alten Leute.

So erzählte mir beispielsweise ein 96 Jahre alter Herr, dass er in seiner Jugend zuerst als Holzfäller und dann später als Steinmetz gearbeitet hatte. Darauf folgte eine detaillierte Aufzählung und Erklärung der damaligen Arbeitsverfahren. Diese standen in einem krassen Gegensatz zu der heutigen durch Maschinen geprägten Massenproduktion. Die kleine Episoden aus dem Leben der Bewohner machte es mir möglich, die Verhaltensweisen und Eigenarten der Personen besser zu verstehen.

Freude und Spaß
Bei den Besuchen bemühte ich mich Freude und Spaß mit in die Runde zu tragen und so eine offene, unverkrampfte Stimmung zu erreichen. Ich versuchte immer den mir anvertrauten Menschen möglichst wenig aufzuzwingen. Zu oft hatte ich erlebt, wie bei therapeutisch guten Angeboten durch Kleinigkeiten alles zunichte gemacht wurde. So

beispielsweise nach einer Kochgruppe mit Demenzkranken, bei der nach einem gemeinschaftlichen harmonischen Kochen den Teilnehmern der Teller bis zum Rand gefüllt wurde. Unter Protest meiner Kollegin nahm ich einer sehr zierlichen alten Dame einen Teil des Essens wieder vom Teller. Die alte Dame war mir daraufhin zutiefst dankbar und erklärte, dass sie nach dem Vertilgen derartiger Mengen immer sehr stark aufstoßen müsse, was ihr sehr unangenehm und peinlich sei.

> Praxistipp: Beziehen Sie Praktikanten, ehrenamtliche Kräfte und andere Mitarbeiter bei Gelegenheit in Ihre TTB-Runden mit ein. So kann das Angebot, falls Sie durch Urlaub oder Krankheit verhindert sind, in ähnlicher Form weitergeführt werden.

Durchführung und Grundsätze

Die Durchführung des TTB ist leicht erlernbar. Die Grundlage bietet immer die *persönliche Begrüßung* des Gegenübers. Um niemanden im Raum zu vergessen oder zu benachteiligen, gehen Sie ruhig systematisch vor, z. B. von links nach rechts. Bei der Begrüßung ist es elementar wichtig, die üblichen Begrüßungsfloskeln durch die Intensität des Augenkontaktes und der Berührungen zu verstärken. Hand- sowie Augenkontakt müssen, speziell um auch demenzkranke Menschen zu erreichen, wesentlich länger als üblich gehalten werden. Geht man davon aus, dass ein „normales Händeschütteln" selten länger als ein bis zwei Sekunden dauert ist, um einen intensiveren Kontakt herzustellen, eine Dauer von vier bis zehn Sekunden eine gute Wahl. Insbesondere beim Augenkontakt werden Sie feststellen, dass ein demenzkranker Mensch, ähnlich wie Kleinkinder, den Augenkontakt gerne über einen langen Zeitraum hält, genießt und darin Halt und Sicherheit findet.

Um die stärker demenzkranken Menschen zu erreichen begeben Sie sich mit ihnen auf eine Ebene. Setzen Sie sich, wo immer es möglich ist, unmittelbar vor ihnen in die Hocke und beginnen Sie, den Kontakt behutsam über Begrüßung, Augenkontakt und Berührungen, wie das Halten und Streicheln der Hände, aufzunehmen. Machen Sie sich selbst bewusst, dass diese wenigen Sekunden ausschließlich Ihrem Gegenüber gehören. Um die Kommunikation weiter anzuregen, können Sie nun Medien, die als Intermediärobjekte dienen sollen, einsetzen.

Fallbeispiel: (Hr. Reger, 89 Jahre, Schweißer, schwerhörig, demenzkrank) Gesprächsdauer: ca. 50 Sekunden

Herr Reger sitzt alleine auf einem Sofa im Wohnbereich.

TTB-Anwender: „Guten Tag Herr Reger", *Schulterklopfen, langer kräftiger Händedruck und intensiver Augenkontakt*. „Wie gehts, wie stehts?"

Hr. Reger: „Muss!"

TTB-Anwender: „Schauen Sie sich mal dieses Schlüsselbund an!"

Hr. Reger: „Ganz schön schwer, wofür sind die alle?"

TTB-Anwender: „Haustür, Wohnung, Keller, Briefkasten, Garage und Auto!"

Hr. Reger: „Ich hatte auch ein schönes Wägelchen, einen Mercedes. Der war so lang, der passte gar nicht in die Garage!" *Ein Strahlen geht über sein Gesicht.*

TTB-Anwender: „Oh ja *(lachen)*, einen Mercedes hätte ich auch gerne!" *wieder kräftiger Händedruck* „Bis dann Herr Reger!"

Hr. Reger: „Machs gut Junge!" *Bleibt mit einem Lächeln zurück.*

Genauso wichtig wie die Begrüßung ist die Verabschiedung. Scheuen Sie sich nicht geläufige Floskeln zu benutzen: „So, ich muss wieder weiter. Ich wünsche Ihnen noch einen schönen Nachmittag!" oder „Bestellen Sie Ihrer Tochter einen herzlichen Gruß von mir und Ihnen wünsche ich ein schönes Wochenende!" So setzen Sie einen klaren Impuls und können sich aus der Gesprächssituation wieder herausbegeben. Bei stark demenzkranken Menschen halten Sie die Verabschiedung noch etwas kürzer: „Ich wünsche Ihnen alles Gute", und warten einen kleinen Moment, ob der Satz erwidert wird. Lösen Sie dann spürbar den Händedruck und richten sich etwas auf.

> **Praxistipp:** Wenn Sie einen Raum erneut betreten und sich ein Bewohner an einem Tisch dazugesellt hat, begrüßen Sie ihn z. B. mit den Worten: „Hallo Frau Müller, wir haben uns ja heute noch gar nicht gesehen." Beobachten Sie aber die Reaktion der Tischnachbarn und begrüßen diese wenn notwendig noch ein zweites Mal um sicherzugehen, dass Demenzkranke sich nicht übergangen fühlen.

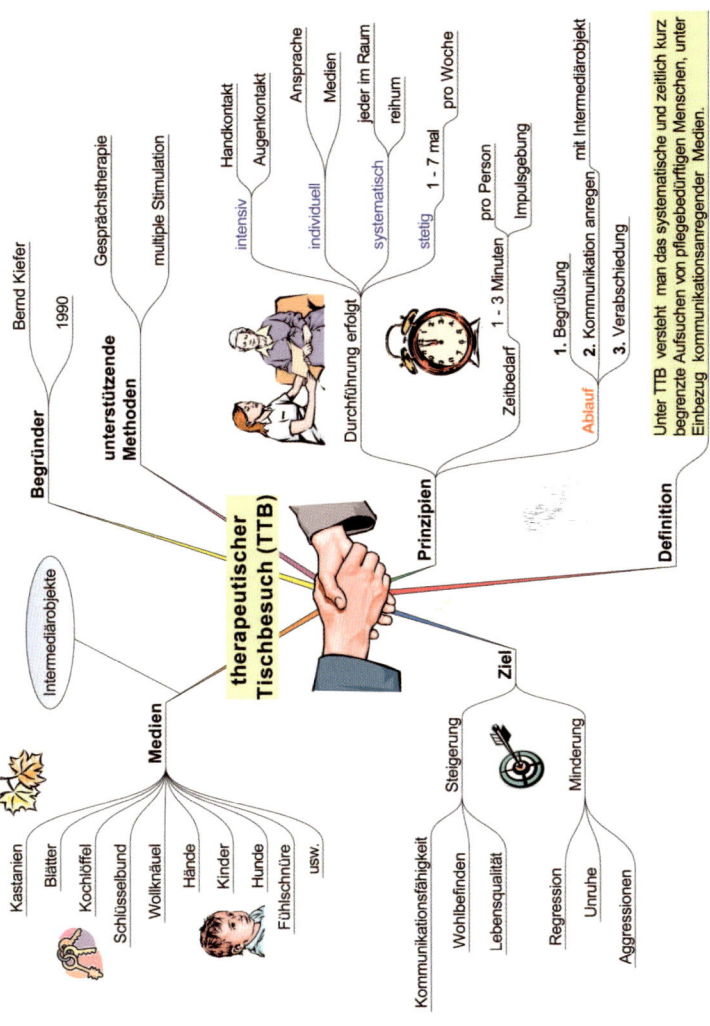

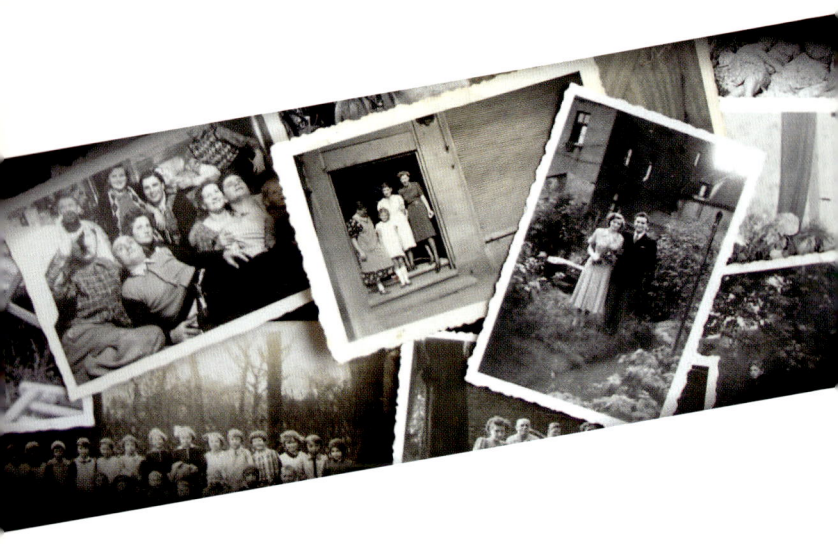

ANWENDUNGSBEISPIELE ZUM EINSATZ VON MATERIALIEN

Nostalgie und Biografie
Natur
Gymnastik- und Therapiematerial
Düfte und Gerüche
Musik
Zeitungsartikel, Bücher und Abreißkalender
Fühlschnüre
Sonstiges

Anwendungsbeispiele zum Einsatz von Materialien

„Hoher Sinn liegt oft in kindischem Spiel."

Friedrich Schiller

Zur Kommunikationsförderung, als Anknüpfungspunkt für Gespräche, zur Stimulation des Gedächtnisses und der Sinne sowie für ein positives Körpererleben nutzen wir innerhalb des TTB die verschiedensten Medien. Zu den von uns verwendeten kreativen Medien zählen z. B. Blätter, Tannenzapfen, Früchte, Steine, Stoffe, Fell, Riechfläschchen, Gewürze, Bälle, Tücher, Fühlsäckchen, Klanginstrumente usw. Geeignet sind auch Gegenstände aus den Lebenswelten der unterschiedlichen Bewohner wie der alte Zylinder in der Hutschachtel, die handbetriebene Kaffeemühle oder das Fläschchen mit Kölnisch Wasser.

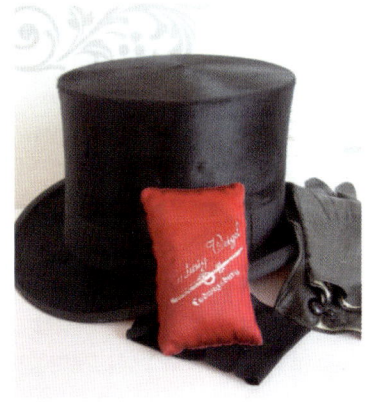

Die Medien werden zu Intermediärobjekten, sie vermitteln zwischen den Kommunikationspartnern und werden zur Brücke. Isolation und Abkapselung können durchbrochen werden. Es entstehen Kontaktmöglichkeiten, Begegnungen und Beziehungen.

Nostalgie und Biografie

„Erzählen Sie jemanden Ihre Geschichte, so erobern Sie sein Herz."

Marketingweisheit

Mit nostalgischen Gegenständen verbinden sich in einzigartiger Weise Geschichten und Erlebnisse, an die sich die Bewohner beim Betrachten und Befühlen erinnern. Es lohnt sich also, bei den eigenen Verwandten, auf Flohmärkten oder Wohnungsauflösungen nach solchen Gegenständen zu suchen.

Das Thema „Große Wäsche" gestern und heute bietet z. B. unerschöpfliche Gesprächsinhalte. Gegenstände wie Lavendelsäckchen (die zum Mottenschutz zwischen die Wäsche gelegt wurden), alte Waschmitteldosen, Holzwäscheklammern, Wäscheleinen oder alte Wäschestücke dienen als Gesprächseinstieg.

Praxistipp: Im Rahmen von Firmenjubiläen werden oft alte Produktverpackungen neu aufgelegt, zum Beispiel die Persildose aus Metal mit dem aufgedruckten Persilmädchen oder die nostalgische Maggiflasche, so erhalten Sie einfach und günstig Gegenstände, die sich bei der Biografiearbeit einsetzen lassen.

Auch wenn Sie die entsprechenden nostalgischen Gegenstände nicht zur Hand haben, können Sie diese mithilfe des Leibgedächtnisses in Erinnerung rufen. Oftmals genügt schon eine typische Handbewegung, um die Erinnerung an

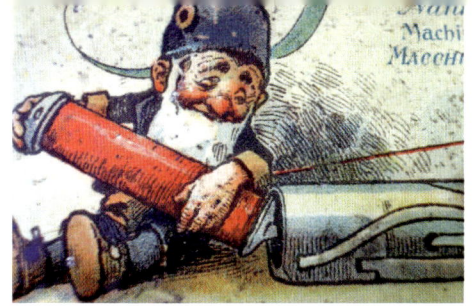

einen bestimmten Gegenstand und die damit verbundenen Erlebnisse wieder aufleben zu lassen. So bringt z.B. die Pumpbewegung, mit der die Waschmaschine früher in Gang gebracht wurde oder die Reibbewegung auf dem Waschbrett die Atmosphäre des großen Waschtages zurück und die Bewohnerinnen erzählen ihre Erlebnisse: „Da hab ich mich als Kind lieber unsichtbar gemacht, weil meine Mutter und die Oma immer so schlecht gelaunt waren." „An dem Tag gabs bei uns Eintopf, weil niemand Zeit zum Kochen hatte."

Ebenso bekannt sind die Schwung- und Tretbewegungen der mechanischen Nähmaschine, die z.B. verbunden mit dem Spruch „Langes Fädchen, faules Mädchen" zu intensiven Gesprächen über verschiedene Saumarten, die Vorzüge diverser Nähmaschinen und das Nähen der Aussteuer führen können.

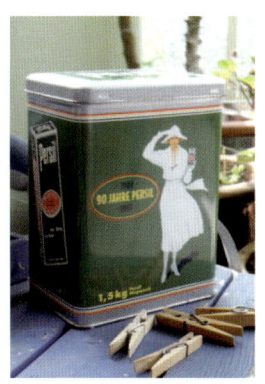

Gerade in den Herbst- und Wintermonaten werden von den Bewohnern beim betrachten nostalgischer Gegenstände traurige Geschichten erzählt. So erzeugte das Durchblättern eines alten Poesiealbums wehmütige Stimmung, die alte Dame erzählte von ihren Erfahrungen im Krieg und vom Tod naher Angehöriger. In den Gesprächen ist zu spüren, dass ein großer Mitteilungsbedarf in diesem Bereich besteht und die Bewohner sich nach diesen Gesprächen sehr entlastet fühlen. Es wird positiv erlebt, dass die Vergangenheit und die Verstorbenen nicht vergessen werden, sondern in unseren Erzählungen weiterleben. Auch Kirchenlieder („So nimm denn meine Hände") oder traurige Volkslieder („Am Brunnen vor dem Tore") bieten eine Möglichkeit zum Ausdruck der Traurigkeit und zur Verarbeitung.

„Erinnerung ist das einzige Paradies, aus dem wir nicht vertrieben werden können."

Jean Paul

Natur

In der Natur finden Sie, je nach Jahreszeit, eine große Auswahl an geeigneten und kostengünstigen Gegenständen, die sich für den Einsatz in der Biografiearbeit eignen. Von Eicheln, Bucheckern, Kastanien bis hin zur „Pusteblume" erwartet Sie ein unerschöpfliches Angebot. Gegenstände aus der Natur bieten zudem auch Hinweise zur aktuellen Jahreszeit oder laden zu einem Spaziergang im Freien ein.

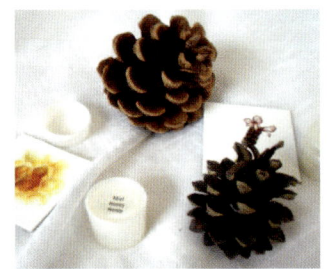

Praxistipp: Wenn keine Direktstimulierung möglich ist, setzen Sie Intermediärobjekte ein. Lassen Sie den Bewohner, der aufgrund seines Krankheitsbildes nicht mehr verreisen kann, z. B. Sand und Muscheln anfühlen und unternehmen mit ihm in Gedanken einen Strandspaziergang.

So besorge ich im Herbst immer den größten orangefarbenen Kürbis, den ich finden kann und bringe diesen in die Einrichtung mit. Er wird bestaunt. „Ist der echt?" Jeder erhält die Gelegenheit ihn zu erfühlen, die glatte kühle Schale, den rauen Stängel, ein Geräusch entsteht beim prüfenden Klopfen auf die Schale, das Gewicht wird geschätzt: „Der wiegt bestimmt acht bis neun Pfund." Die alten Damen können den Kürbis kaum halten und finden ihn sehr schwer, ein alter Herr meint, der wäre doch ganz leicht. Durch diese optischen, taktilen und akustischen Reize werden Erinnerungen aus dem Altgedächtnis aktiviert und wir sprechen über die Erfahrungen mit dem Anbau und Einlegen der Kürbisse. Eine alte Dame erzählt: „Die Kürbisse brauchten nicht viel Pflege, unsere wurden noch größer als dieser hier, sie mussten geschält werden, das Fleisch wurde in Würfel geschnitten und dann „süßsauer" eigelegt, wie Senfgurken. Das haben wir dann als Nachtisch gegessen oder als Beilage, statt Gemüse. Die Kerne wurden weggeworfen oder für Tee getrocknet." Es entstehen intensive und lebhafte Gespräche und die Zeit vergeht oft wie im Flug. Vor mehr als zehn Jahren nutzen wir auf einer wissenschaftlichen Arbeitstagung zum Thema Gerontopsychomatik im Rahmen eines Fachvortrages vor Ärzten,

Professoren und Hunderten von Teilnehmern ebenso einen Kürbis, um Ansätze unserer therapeutischen Arbeit zu verdeutlichen. Unter großem Beifall ließen wir den Kürbis durch die Reihen des Hörsaales gehen, er wurde von den Teilnehmern ebenso interessiert beklopft, beschnuppert und befühlt wie von den Bewohnern in unseren Einrichtungen. Auch heute werden wir noch manchmal auf diesen Vortrag angesprochen: „Sie sind doch die mit dem Kürbis!"

Besonders geeignet sind auch altbekannte Gemüse wie Kohl und Steckrüben, die lange zurück liegende Erlebnisse wecken, z. B. an den Steckrübenwinter: *„Als Steckrübenwinter, auch Kohlrübenwinter, wird vor allem der Winter 1916/1917 bezeichnet. Infolge der schlechten Versorgungslage in Deutschland und der damit verbunden Rationierung der Grundnahrungsmittel während des 1. Weltkrieges mussten große Teile der Bevölkerung in Suppenküchen mit Gerichten aus Steckrüben ernährt werden (aus der freien Enzyklopädie www.wikipedia.de).*

Einen besonderen und zusätzlichen Reiz bietet natürlich das Essen und Probieren kleiner „Köstlichkeiten" wie Äpfel, Rübchen, Sauerkraut usw. Es beflügelt die Fantasie und führt zum gemeinsamen Fachsimpeln über die besten Kochrezepte oder Einkochmöglichkeiten.

> Praxistipp: Wenn Bewohner in Pflegeeinrichtungen Nahrung selbst zubereiten muss gewährleistet sein, dass diese nicht in Verkehr gebracht und nur innerhalb

der Gruppe, die sie zubereitet hat, verzehrt wird. Das begleitende Personal muss eine Belehrung gemäß Infektionsschutzgesetz erhalten (Entnommen der MDK-Anleitung zur Prüfung der Qualität nach §§ 112, 114 SGB XI in der stationären Pflege vom 10.11.2005).

Gymnastik- und Therapiematerialien

Hier finden Sie bei den Firmen für Therapiebedarf ein große Auswahl an geeigneten Materialen: Kirschkernsäcke (gut geeignet, da waschbar), Igelringe (unser persönlicher Favorit), Bälle aus verschiedensten Materialien mit integriertem Klang oder Leuchtmöglichkeiten, Chiffontücher oder auch große Schwungtücher etc. Beim Einsatz dieser Materialien geht es nicht um Seniorengymnastik oder rein funktionale Übungen, sondern um ein Erleben des eigenen Körpers als Ganzes, spielerische Bewegung, Kommunikation und Spaß. Somit stehen der lustbetonte, positive Aspekt der Aktivität mit den Gegenständen und das körperliche Wohlgefühl im Vordergrund. Einige der Materialien können auch zur Selbst- oder Fremdmassage verwendet werden. Dazu regen Igelringe in besonderer Weise an. Die Massage hinterlässt Eindrücke auf der Haut, die stolz vorgezeigt werden. Man kann den Ring auch etwas auseinanderziehen, die alten Herren demonstrieren so gern ihre Kräfte. Am Ende

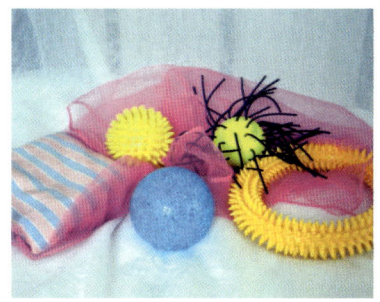

setzen sich die Bewohner den Ring oftmals unter großem Gelächter „zur Zierde" auf den Kopf. Um die Schultern der Damen geschlungen finden sich auch die mitgebrachten Chiffontücher wieder. Sollte es schwierig sein, die mitgebrachten Gegenstände ohne Protest wiederzubekommen („Das ist mein Tuch, so eines hatte ich doch immer!"), dann holen Sie diese lieber zu einem günstigeren Zeitpunkt wieder ab.

> Praxistipp: Bei der Anschaffung von Igelringen sollten Sie darauf achten, dass diese weich und biegsam sind. Ist das Kunststoffmaterial zu hart, sind die Verwendungsmöglichkeiten eingeschränkt und die beschriebenen Übungen lassen sich nur schwer umsetzen.

Bewegung und sprachliche Erinnerungsleistung sind ein geeignetes Mittel um das Gedächtnis zu trainieren, dies wurde durch die Messung der Hirndurchblutungsleistung bewiesen. Die Durchblutung steigt am effektivsten bei einer Kombination beider Angebote, diese Behandlung wirkt effektiver als alle im Handel befindlichen Geriatrika.

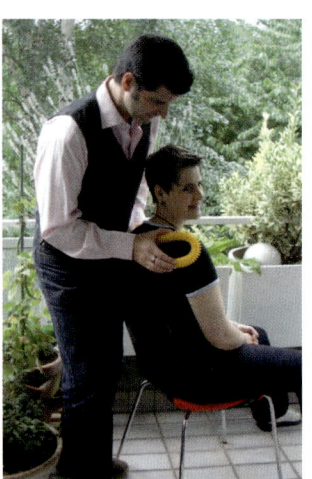

Zu unseren Fortbildungen bringen wir auch immer eine Auswahl an therapeutischen Gegenständen mit und werfen Sie den Teilnehmern zu oder lassen diese durch die Reihen gehen. Es entsteht ohne großen Aufwand der gleiche Effekt wie bei unserer therapeutischen Arbeit mit den alten Menschen. Die Lust am Spiel wird geweckt, die Teilnehmer wollen alle Materialien ansehen und ausprobieren, massieren sich gegenseitig damit und werfen die Gegenstände weiter. Der Geräuschpegel steigt dabei deutlich an und spiegelt die Ausgelassenheit in Form von Lachen, impulsiven Gesprächen und spaßigen Kommentaren zwischen den Teilnehmer wider. Über die Stuhlreihen hinweg lockert sich so das Klima und das Ziel der Anregung der Kommunikation lässt sich von den strahlenden Gesichtern ablesen.

Düfte und Gerüche

„Die Augen sind die Wege des Menschen, die Nase sein Verstand."

Hildegard von Bingen

Gerüche sind wesentliche Auslöser für Erinnerungen. Sie führen uns weit in unsere Lebensbiografie zurück, wecken früheste Erinnerungen und Emotionen und können positiv oder negativ besetzt sein. Jeder Mensch entwickelt bestimmte Vorlieben, für den einen ist es möglicherweise „4711", für den anderen der Duft von „Tosca" oder „Tabak Original". Das Riechen bestimmt auch ganz wesentlich, ob wir etwas als essbar akzeptieren und trägt zur Orientierung – sowohl räumlich als auch in den Jahreszeiten – bei. Bestimmte Gerüche assoziieren Jahreszeiten – so riechen z. B.

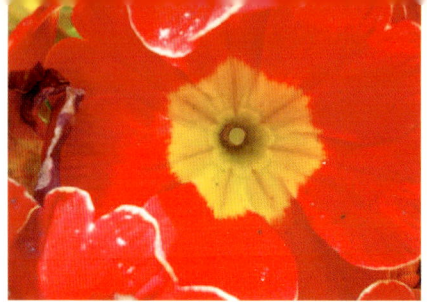

Lebkuchen „wie Weihnachten". Wir haben im Rahmen der therapeutischen Tischbesuche gute Erfahrungen sowohl mit natürlichen als auch mit künstlichen Düften und Aromen erzielt. So brachte ich frisch geschnittene, duftende Blumen in die Einrichtung mit und lies die Bewohner mit geschlossenen Augen raten, was ich wohl mitgebracht hatte. „Das ist eine gelbe Teerose", erriet eine Bewohnerin. Ihr Name war Rosa und sie hatte immer schon eine besondere Beziehung zu Rosen und deren Duft.

Riechdosen
Sie können sich aus Joghurtbechern mit Plastikdeckel preiswert Riechdosen herstellen. Bohren Sie mit einem spritzen Gegenstand ein paar Löcher in den Deckel, legen Sie z. B. verschiedene Gewürze in die Dosen und lassen die Bewohner die Düfte erraten. Natürliche Duftöle eignen sich ebenfalls gut, träufeln Sie einfach ein paar Tropfen auf ein Trägermedium (Watte o. Ä.) und legen dies in die Dosen.

> Praxistipp: Im Fachhandel sind einige Riechlottospiele (z. B. Smellory) erhältlich. Diese beinhalten vorgefertigte Riechdöschen und dazu passende Bildkarten, die sich auch gut für den Einsatz im Rahmen des TTB eignen.

In den Einrichtungen werden auch Duftlampen in verschiedensten Formen zur Stimulation eingesetzt. Hierbei sollten sie darauf achten, die Düfte gezielt zu nutzen, da sonst ein Gewöhnungseffekt eintritt. In einer Inhouse-Schulung für eine Einrichtung assoziierten die von uns befragten Mitarbeiter Rosenduft mit Arbeit, denn in der ganzen Einrichtung inklusive der Dienstzimmer standen entsprechende Duftschalen.

In besonderer Weise hat sich der Pädagoge, Handwerker, Philosoph, Künstler, Forscher und Schriftsteller Hugo Kückelhaus mit der Anregung der Sinne beschäftigt. In seinen Werken finden Sie weitere Anregungen zur Stimulation aller Sinne. Auf der Zeche Zollverein in Essen ist eine Dauerausstellung zu dem von Kückelhaus konzipierten „Erfahrungsfeld der Sinne" installiert, in der Sie spielerisch lohnenswerte Ideen für Ihre Arbeit sammeln können.

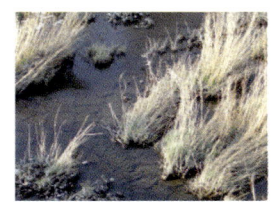

Musik

Für alles, was wir emotional empfangen oder weitergeben wollen, ist die Musik ein guter Katalysator und oft der Sprache überlegen. Auch alte Menschen reagieren ihre Gefühle wie Traurigkeit oder Freude häufig über die Musik ab.

„Ein kleines Lied!
Wie geht's nur an,
Dass man so lieb
Es haben kann,
Was liegt darin? Erzähle!

Es liegt darin
Ein wenig Klang,
Ein wenig Wohllaut
Und Gesang,
Und eine ganze Seele."
Marie v. Ebner-Eschenbach

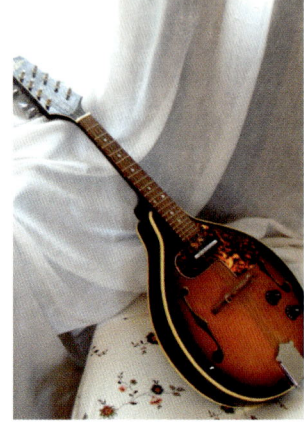

Eine alte Dame antwortete mir auf die Frage: „Was hilft Ihnen, wenn Sie traurig sind?" „Dann singe ich." Die Kombination von Dynamik und Klangfarbe bestimmt die Wirkung auf den Menschen. So haben große Lautstärke, schnelles Tempo und ein weiter Tonumfang eher belebende Wirkung auf den Zuhörer. Geringe Lautstärke, langsames Tempo und ein geringer Tonumfang sind beruhigend und entspannend.

> Praxistipp: Ein musikalischer Vortrag oder ein Gedicht eignen sich auch ausgezeichnet als nicht materielles Geschenk, bei dem sich der Beschenkte direkt mit Applaus revanchieren kann.

Gerade Volkslieder, an die hochbetagte demenzkranke Menschen sich noch heute erinnern, eignen sich gut zur Arbeit innerhalb des TTB. Für viele Situationen und emotionale Momente gibt es das passende Volkslied. So ermunterte ich beim Abschluss meiner ersten Gruppenstunde in einem Pflegeheim die Teilnehmer, sich an den Händen zu fassen um gemeinsam auf Wiedersehen zu sagen, woraufhin alle das Lied „Auf Wiedersehen, auf

Wiedersehen, die Zeit mit dir war schön ..." anstimmten. Ich war sehr überrascht, da ich das Lied bis zu diesem Zeitpunkt noch nicht kannte, aber alle Bewohner es mit Freude gemeinsam sangen. Seitdem verwende ich dieses Lied regelmäßig für Abschiedsrituale.

Beim gemeinsamen Gesang steht nicht die Virtuosität im Vordergrund. So ist zwar die Begleitung durch ein Musikinstrument hilfreich, aber nicht unbedingt notwendig, denn es geht nicht um Perfektion, sondern um gemeinsames Erleben.

> Praxistipp: Stellen Sie sicher, dass innerhalb des Singkreises ein oder zwei Teilnehmer die Lieder anstimmen können. Die anderen Gruppenteilnehmer können sich beim Singen an diesen Teilnehmern orientieren.

Für unseren Bereich gibt es mittlerweile eine Vielzahl von geeigneten Liederbüchern in Großdruck, die auch schon thematisch untergliedert sind. Bedingt durch regionale Unterschiede fehlen teilweise Strophen der Volkslieder oder Textpassagen sind verändert. Dies führte in unseren Einrichtungen schon zu einigen Diskussionen und Aktivitäten bei Bewohnern, die selbst Angehörige aktivierten, um nach „verlorenen" bzw. „richtigen" Strophen zu fahnden.

> Praxistipp: Liederbücher bzw. Textblätter lenken stärker demenzkranke Bewohner oftmals vom Singen ab, die Blätter werden z. B. gefaltet, auf den Kopf gedreht, unter den Stuhl oder als „Polster" auf die Sitzfläche gelegt.

Ist Ihnen eine entspannte Atmosphäre wichtig, wählen Sie also lieber bekannte Lieder aus und verzichten auf die Textblätter.

Auch bei schwer demenzkranken Bewohnern, mit denen verbal kein Kontakt mehr möglich scheint, sind spezifische Reaktionen auf Musik zu beobachten. Bewohner mit aphasischen Störungen sind noch lange in der Lage mitzusingen und erinnern sich an komplette Liedtexte. Eine Bewohnerin, die sich nur noch mit den Satzfetzen „Iss gutt" und „Fertig" verständlich machen konnte, kannte noch sämtliche Volksliedertexte auswendig und konnte die Lieder in der Gruppe mitsingen. Dies brachte ihr Respekt und Bewunderung der anderen Bewohner ein, die mit Erstaunen bemerkten, dass auch diese stark eingeschränkte Frau noch besondere Fähigkeiten besaß. Nachdem die Bewohnerin wieder mit anderen Tischgenossen und mir einige Lieder gesungen hatte, brachte ich sie zur Toilette. Auf dem Weg dorthin erzählte Sie mir plötzlich in flüssigen Worten eine kleine Begebenheit aus ihrer Vergangenheit. Die spontane Verbesserung der Sprachfähigkeit erschien mir wie ein Wunder. Leider handelte es sich bei dieser Bewohnerin nur um ein einmaliges, sich nicht wiederholendes Phänomen. Sie verfiel nach ein paar Minuten wieder in ihr gewohntes Sprachmuster mit den zwei Satzfetzen, die sie noch bis zu ihrem Lebensende begleiteten.

Selbst Bewohner, die unbeteiligt erscheinen werden oftmals durch das Hören von Gesang berührt. So schlief eine stark demenzkranke Bewohnerin anscheinend tief und fest auf einem Sessel im Tagesraum, während eine Gruppe von

Bewohnern mit mir gemeinsam einige Lieder sang. Nachdem wir das rituelle Abschiedslied gesungen hatten, richtete sich die Bewohnerin in ihrem Sessel auf und klatschte uns Beifall.

Bekannte Gedichte, die die alten Menschen noch in der Schule auswendig lernen mussten, haben durch ihre Rhythmik den gleichen Effekt wie Lieder. Auch demenzkranke Bewohner sprechen oftmals die Gedichte noch mit und können sie vervollständigen.

> Praxistipp: Gerade der alte Mensch verfügt über einen reichen Schatz von Gedichten und Redensarten, auf die er sich gerne besinnt. Zu allen Jahreszeiten und Begebenheiten finden sich Gedichte und Redensarten. Diese können an passenden Stellen eingebracht werden. Es bietet sich an, nur Teile zu zitieren und diese von den Bewohnern, wenn möglich, ergänzen zu lassen.

Musikquiz

Eine sehr einfache, aber effektive Möglichkeit, ein Musikquiz für TTB-Runden aufzubauen, ermöglicht die Nutzung eines CD-Players. Es können unter Verwendung einer Schlager-CD („Das waren noch Zeiten", „Es leuchten die Sterne") mit einem kurzen Handgriff Titel angespielt, übersprungen, angehalten, aber auch wiederholt werden. Bleiben Sie in der Nähe des Gerätes, um diese Möglichkeiten zu nutzen. Sie können die Lautstärke der Gruppendynamik anpassen und interaktiv auf das Feedback der Gruppe eingehen. Um bei größeren TTB-Runden trotzdem beweglich zu sein benötigen Sie ein Funkmikrofon, das Sie ab ca. 80,- Euro im

Fachhandel erwerben können. Das Cover der CD nutzen Sie, um aus dem Stehgreif Quizfragen zu formulieren. Wer hat das Lied „Mit 17 da hat man noch Träume" gesungen, wie geht der Text weiter? Kennen Sie noch weitere Lieder des Interpreten? usw. ... Oder Sie singen einfach eine Liedzeile an, „Rote Rosen, rote ..." und lassen einen Bewohner, indem Sie ihm das Mikrofon reichen, weitersingen. Die aufgelockerte Stimmung lässt sich auch hervorragend zu einem kleinen Tänzchen mit einer Bewohnerin oder einem Bewohner nutzen. Mit einer CD können Sie so ohne nennenswerte Vorbereitungszeit ein Quiz von 45 Minuten Länge gestalten.

> Praxistipp: Begeistern Sie die Menschen, werden Sie zum Entertainer. Lernen Sie von erfolgreichen Persönlichkeiten wie Hans Meiser, Günter Jauch oder Showaltmeistern wie Rudi Carell und Hans-Joachim Kuhlenkampf, wie Sie die Menschen für sich gewinnen und vorzüglich unterhalten können.

Zeitungsartikel, Bücher und Abreißkalender

In einer überregionalen Tageszeitung erschien ein Artikel zur Entstehung des Essener Baldeneysees. Entstanden ist der See in den Jahren 1929 – 1932. In einer Aktion zur Arbeitsbeschaffung verbreiterten tausende von Männern das Flussbett der Ruhr so weit, wie es die Berghänge zuließen. Der See reduzierte die Gefahr großer Überschwemmungen am Ruhrufer und wurde in der Folgezeit zum beliebten Naherholungsgebiet für die Großstadt Essen und weite

Teile des Ruhrgebietes. Diese Informationen nutzte ich im Rahmen meiner morgendlichen TTB-Runde. Es stellte sich heraus, dass einige Brüder oder Väter der Bewohnerinnen an den Bauarbeiten beteiligt gewesen waren und das Mittagessen von Schwestern oder Müttern mit dem „Henkelmann" geliefert bekommen hatten. Auch die Geschichten über schwere Überschwemmungen in den an der Ruhr gelegenen Essener Stadtteilen waren vielen Bewohnerinnen noch sehr präsent. Eine Bewohnerin erzählte, dass sie ihr ganzes Leben lang in Essen gewohnt hat, aber noch nie einen Ausflug zum Baldeneysee machen konnte. So entstand der Wunsch nach einem gemeinsamen Ausflug an den Baldeneysee, den wir mit einer Fahrt auf einem Schiff der „weißen Flotte" verknüpften.

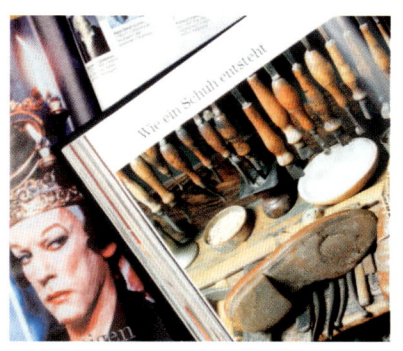

Viele Anregungen und Hintergrundinformationen zu biografischen Themen können Sie auch in Büchern, Abreißkalendern oder im Internet finden. Gesprächsmöglichkeiten und Anknüpfungspunkte bieten z. B.

» Artikel zu Jubiläen,

» Portraits berühmter Zeitzeugen,

» die Sternzeichen von Prominenten,

» alte Kinderbücher, z. B. „Die Häschenschule",

» Bücher oder Texte in Sütterlinschrift.

Das Schicksal führte Regie

„Von allen Geschenken, die uns das Schicksal gewährt, gibt es kein größeres Gut als die Freundschaft – keinen größeren Reichtum, keine größere Freude."

Epikur von Samos

„Wiedersehen im Lift – nach 65 Jahren
Die Lift Tür in einem Essener Altenheim ging auf und Erna K. schaute in ein Gesicht, das ihr merkwürdig vertraut vorkam: „Bist du die Luise S.?" Die Gefragte weinte Freudentränen! Vor 65 Jahren hatte Luise S. ihre Schulfreundin zum letzten Mal gesehen. Dann verloren sie sich aus den Augen. Nun, 84-jährig, fanden sie sich zufällig wieder ..."

aus: „Die Aktuelle", 1993

Auslöser für den Zeitungsartikel war ein in unserer Heimzeitung veröffentlichtes Portrait der beiden Damen mit ihrer bewegenden Biografie. Sie beschrieben Geschichten aus ihrer Schulzeit. Über ihren gefürchteten, strengen Lehrer: „Nur wenn er Zigarre rauchte, war er gut aufgelegt." Sie erinnerten sich daran, dass die Jungen im Winter den Ofen der Schule stochern und im Frühjahr und Sommer den

Garten den Lehrers bestellen mussten. Die Mädchen beschäftigten sich damals in jeder freien Minute mit eifrigen Handarbeiten: „Am schönsten waren die Oki-Spitzen". Eine der Damen besaß sogar noch das Schulfoto der Volkschulklasse aus dem Jahr 1919, die 56 Schüler ernst und brav aufgereiht, die Jungen mit Matrosenkragen und die Mädchen mit großen Schleifen im Haar.

Die Geschichte und die alten Damen fanden innerhalb unserer Einrichtung viel Beachtung. Eine überregionale Tageszeitung stellte daraufhin die beiden in einem ganzseitigen Artikel vor und zu guter Letzt erschien der oben stehende Artikel in einer bekannten Frauenzeitschrift. Eine der alten Damen dokumentierte den ganzen Rummel mit den Worten: „Jetzt ist es aber genug mit der Berühmtheit, das ist doch anstrengend in meinem Alter ..."

Der Struwwelpeter
Gerade in gleichgeschlechtlichen TTB-Runden können sehr tief gehende und offene Gespräche auch zu „Tabuthemen" entstehen. So kamen wir innerhalb einer Damenrunde vom Buch „Der Struwwelpeter" über Tintenfässer und Zöpfe hin zum Schminken und dass die Enkelinnen das schon viel eher tun würden, als sie früher, da die Pubertät viel früher einsetze als zu ihrer Zeit. Der Austausch endete mit einem Gespräch über die erste Menstruation, in dem einzelne Bewohnerinnen zu meiner großen Überraschung freimütig erzählten, wie sie sich damals gefühlt haben, wie wenig sie von ihren Müttern aufgeklärt worden sind und wie wütend und traurig sie darüber waren.

Das vorherige Beispiel zeigt ein wichtiges Prinzip der Kurzzeitaktivierung. Die von uns eingesetzten Medien sollen einen Einstieg bieten in die Erlebniswelt der Bewohner. Es ist nicht wichtig, beim vorgegebenen Thema zu bleiben, alle geweckten Erinnerungen und Gefühle sind „richtig" und Abschweifungen somit erwünscht. Gerade dieser unbegrenzte Gedankenfluss ist förderlich und macht allen Beteiligten Spaß, die Bewohner geben uns dabei die Richtung vor.

Fühlschnüre

Selbstverständlich lässt sich die Methode des TTB nicht nur am Tisch anwenden, sondern genauso an Bett oder Rollstuhl. Da man nicht immer einen ganzen Koffer mit Medien herumtragen kann, haben wir für den Stationsalltag, aber auch für den ambulanten Einsatz unter anderem Fühl-

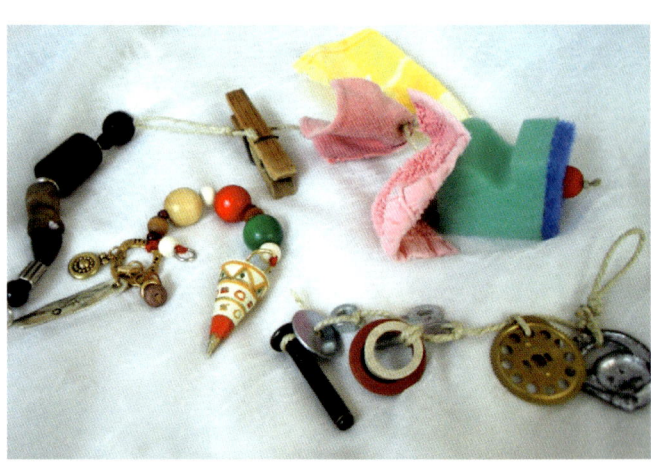

schnüre entwickelt, die Sie jederzeit mit sich führen und leicht selbst herstellen können. Sie nehmen sich ein Stück Schnur oder Kordel und knoten je nach Bedarf Knöpfe, Perlen, Wäscheklammern, Schrauben, Zahnräder oder Muttern daran fest. Diese Fühlschnüre setzen Sie als Intermediärobjekt bei Ihren Besuchen ein. Sie können sich alternativ auch eine Dose mit „kleinen Schätzen" füllen. Geben Sie den alten Menschen die Gegenstände in die Hand, lassen sie diese berühren und auch beriechen und fragen, ob sie die Dinge erkennen, selber einmal hatten und was damit gemacht wurde. Lassen Sie sich vom Ideenfluss der alten Menschen lenken, auch wenn dieser nicht der Realität, sondern deren Erlebniswelt entspricht.

Sonstiges

Mit zunehmender Erfahrung werden Sie feststellen, dass fast alle Gegenstände oder Objekte geeignet sind, um als Intermediärobjekte eingesetzt zu werden. Die folgenden Punkte sollen Ihnen als zusätzliche Anregungen dienen und Ihre Experimentierfreude wecken.

Schlüssel

Der eigene Schlüsselbund bietet eine Vielzahl von Anknüpfungspunkten.

» Wie schwer der Schlüsselbund geworden ist

» Sein typisches Klingelgeräusch

» Der Ärger über einen verlorenen Schlüssel

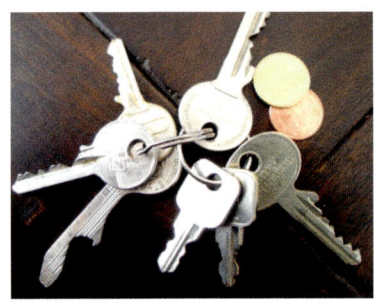

Haustürschlüssel

- » Die neue Wohnung
- » Der Stadtteil, in dem man wohnt
- » Wie sah das Elternhaus aus?

Fahrradschlüssel

- » Was kostete ein Fahrrad früher?
- » Umweltschutz
- » Sport
- » Wie hat man das Fahrradfahren gelernt?

Autoschlüssel

- » Es gibt immer mehr Autos
- » Ängste vorm Straßenverkehr
- » Von der Pferdekutsche zum Auto
- » Reiseziele
- » Der Schlüsselanhänger als Talisman

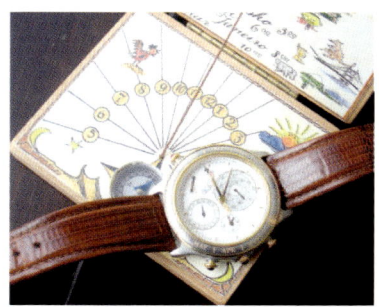

Armbanduhr

- » Von der modernen Quarzuhr zu Großvaters alter Taschenuhr
- » Die Zeit, die so schnell vergeht. Hatte man früher mehr Zeit?
- » Die Wanduhr, die durch ihren Klang den Tag einteilt
- » Die Uhr als Geschenk zur Konfirmation oder zum Jubiläum
- » Besondere Zeitmesser, wie Sanduhr oder Sonnenuhr

Kleidungsstücke

- » Was ist jetzt Mode? Gab es das früher schon einmal?
- » Farben, Muster, wie fühlt sich der Stoff an?
- » Wurde viel selbst genäht?
- » Besondere Anlässe (Taufe, Kommunion, Hochzeit, Beerdigung)
- » Accessoires

Haare

Oft wird man auf eigene Haarpracht angesprochen. So bietet sich eine Vielzahl von Anknüpfungspunkten.

- » Vergleich von Haarfarbe, wie fühlen sich die Haare an?
- » Macht die neue Frisur älter oder jünger?
- » Wer in der Familie hatte dunkle, wer hatte helle Haare?
- » Wie war die eigene Haarfarbe früher?
- » Pomade, Bubikopf und Wasserwelle

Haustiere

Tiere tragen sehr zu Auflockerung des Heimalltages bei. Beim Anblick eines freundlichen Hundes, der sich zudem noch gerne streicheln lässt, erhellen sich schnell die Gesichter der Bewohner. Die Erinnerung an eigene Haustiere wird geweckt. Sehr erstaunt war ich, als sich eines Tages eine Taube ins Heim verirrt hatte und munter durch die Station wanderte. Die demenzkranken Bewohner nahmen von ihr Notiz, waren aber in keiner Weise

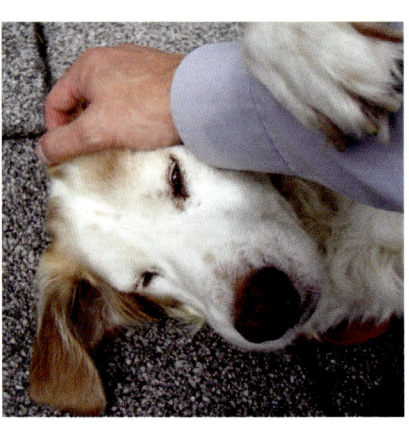

irritiert. Sie versuchten weder die Taube zu verscheuchen noch sie freizulassen. Ich hatte das Gefühl, dass sie den Vogel einfach in ihre augenblickliche Realität aufnahmen und ihm dort einen Platz gaben (z. B. die Taube im Straßencafé, die Krümel aufpickt).

Kinder

Kinder können ein Heim verzaubern. Dem Charme und der Unbefangenheit der Kleinen kann sich kaum jemand entziehen. Sie gehören zu den Wenigen, die mit ihrer Lebendigkeit die starren und festgefahrenen Gewohnheiten brechen dürfen (Sitzordnung, Krach, Toben). Sie hören gerne Geschichten aus der „Guten Alten Zeit" und freuen sich über kleine Kostbarkeiten (Kekse, Klebebilder). Sie geben dem alten Menschen die Möglichkeit, etwas von sich herzugeben.

Hände

Wir nutzen den Zustand der Hände gern als Gespächseinstieg.

- » Sind sie warm oder kalt?
- » Ist der Händedruck kräftig oder eher schwach?
- » Welche Geschichten erzählen sie?

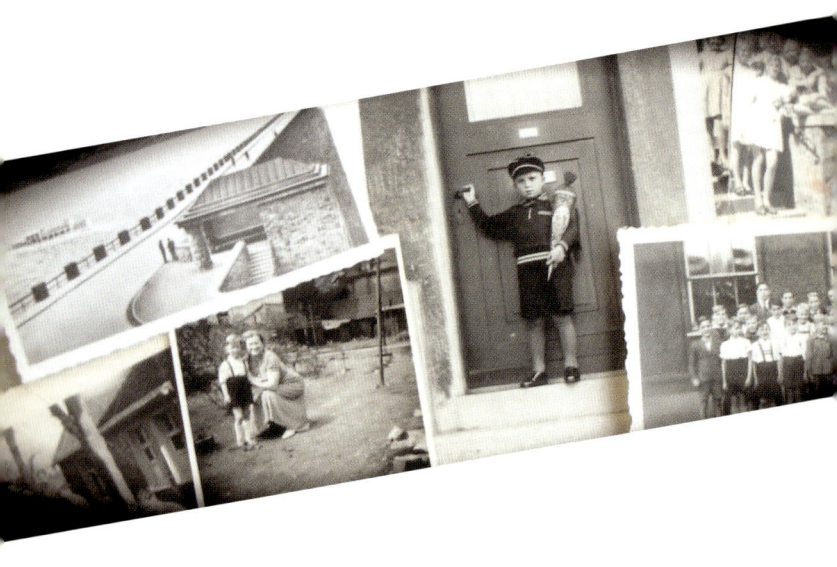

IMPULSE GEBEN

Der Krauthobel
Des Kaisers Geburtstag
Osterbräuche

Impulse geben

Der geringe Zeitaufwand beim TTB ist unter anderem auf den bewussten Einsatz von Impulsen zurückzuführen. Es ist vergleichbar mit einem Pendel, das, nachdem sie es kurz angestoßen haben, eine ganze Weile ohne Ihr Zutun weiterschwingt. Der Impuls, den sie geben, kann ein Lächeln, ein Winken oder eine angefangene Liedzeile sein, nichts ist zu klein oder zu wenig um größeres auszulösen (Sie alle kennen die Situation, wenn sich zwei Menschen im Vorübergehen freundlich grüßen, das Lächeln in den Gesichtern bleibt oft solange haften, bis man von anderen entgegenkommenden Passanten verwundert angesehen wird). Dieser kleine Impuls kann aber auch einen Dominoeffekt auslösen.

Der Krauthobel

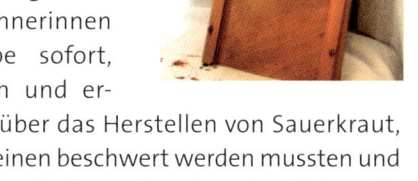

Als Intermediärobjekt diente mir an diesem Tag ein alter Krauthobel (ähnlich wie eine überdimensionale Gurkenreibe, aber aus Holz), den meine schwäbische Großmutter noch genutzt hatte. Fast alle Bewohnerinnen erkannten die Reibe sofort, wollten sie berühren und erzählten Geschichten über das Herstellen von Sauerkraut, über Fässer, die mit Steinen beschwert werden mussten und über die Zubereitung von leckeren Sauerkrautgerichten. Als ich am nächsten Tag eine Bewohnerin in ihrem Zimmer aufsuchen wollte, hatte sie Besuch. Sie stellt mir die Dame mit den Worten vor: "Das ist meine Kusine Klara, ich erzähle ihr gerade, dass Sie gestern einen Krauthobel mitgebracht haben."

In der Folgezeit erhielt die alte Dame öfter Besuch oder auch Post von ihrer Kusine, sie erzählte mir immer davon: „Meine Kusine war da. Sie wissen doch, das ist die, mit der wir uns über den Krauthobel unterhalten haben." Als die Kusine verstarb, teilte die alte Dame mir dies mit den Worten mit: „Meine Kusine ist tot, sie kannten sie doch auch, das war die mit dem Krauthobel." Das Intermediärobjekt „Krauthobel" ist für uns beide zu einer gemeinsamen Erinnerung geworden und zu einem Sinnbild für die Verbindung zu ihrer Kusine.

Oft berühren wir Menschen mit unserem Tun viel mehr als uns eigentlich bewusst ist. Dies trifft im Übrigen nicht nur auf ihre Kunden und Patienten zu, sondern auch auf ihre Kollegen. Ich bin immer wieder verwundert, wenn ich nach Jahren ehemalige Praktikanten, Studenten oder Fortbildungsteilnehmer treffe, die mir sagen: „Was die Basis meiner jetzigen Arbeit ausmacht habe ich bei Ihnen gelernt. Damals, bei Ihrem Vortrag wurde es mir plötzlich bewusst was es heißt „therapeutisch" zu arbeiten." Es ist also möglich, bei anderen Menschen einen starken Eindruck zu hinterlassen, ohne es selbst zu bemerken. Seien Sie sich der Tatsache bewusst, dass auch Sie bei ihrer täglichen Arbeit ihre Umwelt positiv beeinflussen können.

Des Kaisers Geburtstag

„Wer wurde am 27. Januar geboren?" Diese Frage bewirkte in TTB-Runden und Gruppenstunden intensive Gespräche und Diskussionen. Das Datum bezeichnet den Geburtstag von Kaiser Wilhelm I., der 1859 in Berlin geboren wurde. Man feierte diesen Tag auf den geschmückten Straßen, es gab Schulfrei, Festtagsessen und Festansprachen und die feinen Herren zwirbelten sich ihren „Kaiser-Wilhelm-Bart".

Der Impuls dieser Frage wirkte in unseren Einrichtungen noch lange fort, so dass selbst Wochen später noch Informationen oder Zeitungsartikel gesammelt, von Angehörigen mitgebracht und uns vorgestellt wurden. Insbesondere der Umstand, dass der Kaiser nach Holland ins Exil gegangen ist wurde kontrovers diskutiert. Auch Informationen über sämtliche noch lebende Nachkommen wurden aus diversen Frauenzeitschriften ausgeschnitten und präsentiert.

Das folgende Gedicht war für viele Kinder im Kaiserreich das erste Gedicht, das ihnen beigebracht wurde und es wird heute noch gerne rezitiert.

„Der Kaiser ist ein lieber Mann und wohnt in Berlin,
und wär es nicht so weit von hier, so lief ich heut noch hin
und was ich bei dem Kaiser wollt, ich reicht ihm meine Hand
und reicht die schönsten Blumen ihm, die ich im Garten fand
und sagte dann: „Aus treuer Lieb bring ich die Blumen dir,
und dann lief ich geschwind hinfort und wär bald wieder hier."
Volksgut

Osterbräuche

Vor Ostern habe ich mit alten Damen Eier gefärbt. Die noch heißen, gekochten Eier wurden in Farbtöpfe gelegt, nach dem Trocknen mit Speckschwarte zum Glänzen gebracht und in Körben fürs Osterfrühstück dekoriert. Während dieser Tätigkeiten erwachten die Erinnerungen an vergangene Zeiten, es wurde gefachsimpelt über traditionelle Färbetechniken mit Zwiebelschalen und Teeblättern verknüpft mit Kindheitserinnerungen an besonders schöne Osterfeste. Zuletzt bekam ich noch den Rat, die gebrauchte Speckschwarte nicht wegzuwerfen, sondern abzuwaschen, die könne man sicher noch zu einem anderen Zweck verwenden.

Ca. zehn Minuten nach Beendigung der Aktion kam eine der Bewohnerinnen wieder zu mir und verlangte erneut ein paar Eier. Diese neunzigjährige Bewohnerin leidet an depressiven Verstimmungen, sie reagiert ängstlich auf jede Veränderung in ihrem Umfeld und beklagt sich sehr oft, dass ihr langweilig ist, da sie in der Regel Anregungen von außen benötigt, um aktiv zu werden. Auf meine Nachfrage, wofür sie die Eier benötige erklärte die Dame jetzt, dass sie das Zimmer für ihre bettlägerige Mitbewohnerin dekorieren wolle, damit diese auch etwas für Ostern habe. Später zeigte sie die Dekoration noch stolz ihrer Tochter und den Mitarbeitern des Hauses.

Durch die kurzzeitaktivierenden Elemente werden sowohl demenzkranke als auch körperlich beeinträchtigte Bewohner angesprochen, so dass alle gleichwertig und gleichberechtigt mitmachen können. Nach einer TTB-Runde fragte mich eine Praktikantin: „Sie hatten ja gar keine demenzkranken Bewohner in dieser Runde?" Ich antworte: „Alle haben eine Diagnose in diesem Bereich und würden vermutlich ihre Zimmer nicht mehr alleine finden, aber wenn sie über die Vergangenheit erzählen können, wissen sie häufig mehr als wir."

Praxistipp: Wenn Sie die Vergangenheit in den Vordergrund stellen, werden alte Menschen zu Fachleuten.

„Wir sollten uns stets darüber im Klaren sein, was ein Wort, ein Blick oder eine Geste zu bewirken vermag. Ein freundliches Wort, ein Kompliment, eine Ermunterung kann den Tagesablauf eines Menschen vollkommen verändern. Ein zufälliges Wort kann in der Lage sein, die Richtung eines Menschenlebens nachhaltig zu bestimmen."

Christian M. Blechinger

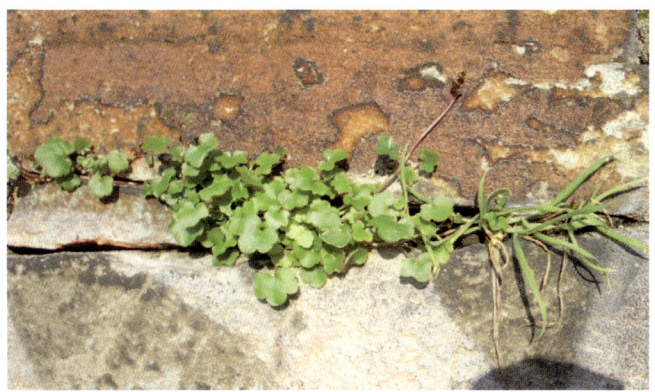

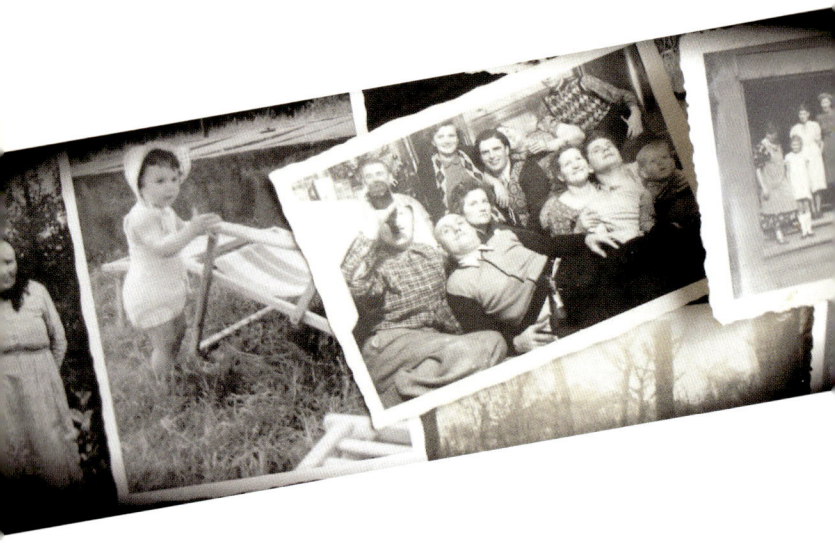

NONVERBALE KOMMUNIKATION

Die Magie des Winkens
Anwendung nonverbaler Kommunikation
Spaß haben

Nonverbale Kommunikation

Die Magie des Winkens

Eine besondere Stellung in der nonverbalen Kommunikation nimmt das Winken ein. Nichts vermittelt ohne einen zusätzlichen Zeitaufwand soviel Freude und Wertschätzung und ist zudem im Vorbeigehen und auf weite Distanz möglich. Die Fähigkeit zu Winken und die Reaktion darauf sind im Altgedächtnis tief verwurzelt, da man sie bereits als Kleinkind erlernt hat. Es ist mir ein festes Ritual geworden, beim Verlassen meiner Einrichtung den Bewohnern, die sich in der Cafeteria und Garten befinden, bewusst kräftig zuzuwinken. Aber nicht nur die Bewohner winken begeistert zurück, auch die Angehörigen, Mitarbeiter, Reinigungskräfte, Ärzte und andere Besucher können sich der Magie des Winkens nicht entziehen. Sie können das Klima einer ganzen Einrichtung durch Winken verändern, probieren Sie es einfach aus, Sie werden erstaunt sein, wie viel Sie damit in Bewegung setzen können. Es bedarf oftmals nur kleiner Dinge, um eine große Wirkung zu erzielen.

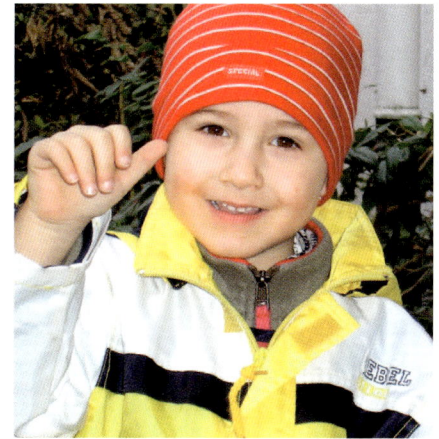

Anwendung nonverbaler Kommunikation

Berührung und körperliche Stimulation muss bewusst und dosiert angewendet werden und sowohl für den alten Menschen als auch für den Ausführenden stimmig sein. Nicht alle Bewohner möchten gerne berührt werden, dies kann sogar noch in der Sterbephase der Fall sein und sich in nonverbalen Gesten, wie Wegdrehen oder Schließen der Augen äußern.

Der Beginn der Kontaktaufnahme erfolgt über das Ansprechen und die frontale Zuwendung zum Gegenüber, bedingt durch die Einschränkungen im peripheren Sehvermögen der alten Menschen. Bei misslungener Kontaktaufnahme, z.B. weil ich die Situation nicht richtig eingeschätzt habe und der demenzkranke Bewohner mich noch nicht richtig wahrgenommen hat und mir mit ablehnendem Verhalten begegnet, kann ich den Kontakt abbrechen, quasi um den Stuhl herumgehen und in einem günstigeren Augenblick von der anderen Seite den Kontakt neu beginnen.

Ich gehe auf eine Ebene mit der Person, reiche ihr die Hände und suche Blickkontakt, daraus entsteht gegenseitige Zuwendung. Begleitend nutze ich die sprachliche Ebene unter Verwendung bekannter Sprachmuster zur Begrüßung. Können Sie den Bewohner mit Sprache nicht mehr erreichen, verwenden Sie musikalische Elemente, wie das Singen oder Summen bekannter Melodien, um die vom Bewohner vorgegebene Stimmung aufzunehmen, zu spiegeln und Geborgenheit zu vermitteln.

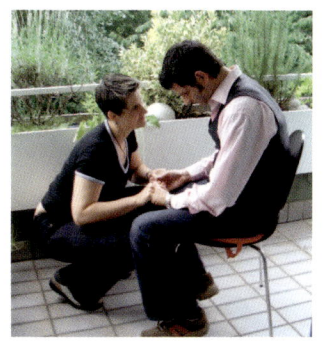 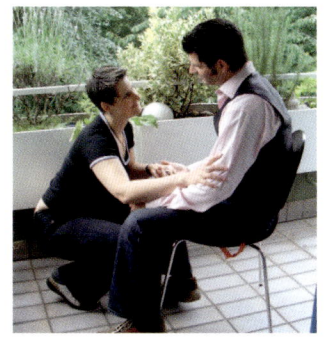

Schon durch die Gangart, mit der ich mich den Bewohnern nähere, kann ich etwas signalisieren: „Ich bin nicht jemand, der etwas Böses im Sinn hat, ich bin freundlich gestimmt und möchte mich mit Ihnen unterhalten." Bei Frauen mache ich mich eher klein und verwende zarte Berührungen, wie das Aufnehmen der Hände oder das Streicheln Oberarmes. Bei Männern kann die Kontaktaufnahme auch etwas burschikoser erfolgen, durch Handgeben mit einem festen Händedruck und gleichzeitigem Schulterklopfen unter Verwendung regionaler Begrüßungsfloskeln: „Alles klar, Herr Kleinwächter, wie gehts?" Liegt die Hand erstmal auf dem Rücken des alten Herren, werden auch leichte Massagebewegungen problemlos akzeptiert: „Mach weiter Junge, dass tut gut!"

Bei Personen mit aphasischen Störungen können wir oft nicht genau verstehen, was uns erzählt wird. Wichtig ist dann, den emotionalen Gehalt des Erzählten zu erfassen und dies sprachlich, aber auch durch Mimik und Gestik zu erwidern: „Es hat ihnen gefallen?" „Jemand hat sie verletzt?" „Etwas ist verloren gegangen?"

Um einen stark demenzkranken Bewohner zum Mitkommen zu bewegen, vertrauen Sie ruhig auf Ihr eigenes Selbstbewusstsein. Setzen Sie einen eindeutigen Impuls und vertrauen Sie darauf, dass die Person Ihnen folgt. Nähern Sie sich dem Bewohner, stellen Sie Augenkontakt her und berühren ihn kurz. Mit einem Lächeln fordern Sie ihn auf mitzukommen und machen eine heranwinkende Geste mit der Hand. Danach gehen Sie einfach in die gewünschte Richtung los. Diese Methode ist oft wesentlich effektiver, als mit zwei Personen an einem 90 Kilo Mann zu ziehen, um ihn zum Aufstehen zu bewegen. Probieren Sie es einfach mal aus.

> Praxistipp: Wenn Sie demenzkranke Menschen zum Mitkommen animieren wollen, sollten darauf achten, dass der Bewohner für ihn wichtige Gegenstände (vom Gehstock bis zur Handtasche) mitnehmen kann, die ihm ein Gefühl von Sicherheit geben und Ängste abbauen.

Spaß haben

„Nichts in der Welt ist so ansteckend wie Gelächter und gute Laune."

Charles Dickens

Manchmal loht es sich auch, etwas aus dem Rahmen zu fallen und dabei zu riskieren, dass der eine oder andere Beobachter ungläubig den Kopf schüttelt. So ist mir eine Szene, obwohl sie viele Jahre her ist, immer noch lebhaft vor

Augen. Ich hatte eine Dame in einer gerontopsychiatrischen Einrichtung auf dem Flur zum Tanz aufgefordert. Zu den Klängen eines alten Schlagers, den wir selbst anstimmten, drehten wir uns beschwingt im Kreis. Unterstützt wurden wir von zwei weiteren Bewohnerinnen, wobei die eine in Flamenco-Manier über Kopf den Rhythmus klatschte, während die andere auf ihrem Gehstock Luftgitarre spielte. Nimmt man mich aus der Runde heraus, lag das Durchschnittsalter des munteren Ensembles bei ungefähr 92 Jahren. Gönnen Sie sich und anderen ruhig etwas Spaß, manchmal ist nichtmal ein besonderer Grund notwendig.

Auch mit demenzkranken Menschen, die sich nicht mehr verständlich äußern, können Sie gemeinsam Spaß haben. So stand ich mit einer schwer demenzkranken Dame gemeinsam vor dem Fahrstuhl und warte auf eine Mitfahrmöglichkeit. Leider war der Fahrstuhl jedes Mal wenn er sich öffnete komplett gefüllt, so dass wir nicht einsteigen konnten. Beim Öffnen der Fahrstuhltüren zeigte die alte Dame begeistert auf die darin Stehenden und lachte aus vollem Hals. Dann hakte sich bei mir ein und erzählte mir etwas in belustigten, unverständlichen Worten. Das wirkte so ansteckend auf mich, dass wir nun beide bei jedem Öffnen der Fahrstuhltüren immer mehr lachen mussten, wobei uns die irritierten Gesichter der Fahrgäste zusätzlich ermunterten.

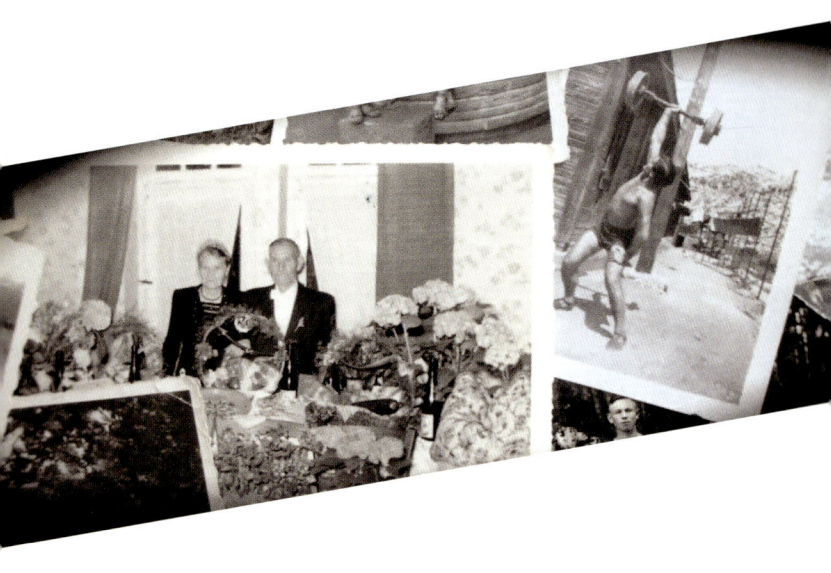

UNTERSTÜTZENDE METHODEN

Klientenzentrierte Gesprächsführung

Unterstützende Methoden

„Mitgefühl und Liebe sind wertvolle Dinge im Leben. Sie sind nicht kompliziert. Sie sind einfach, aber sie sind schwierig zu praktizieren."

Dalai Lama

Weitere Methoden, die Sie mit dem TTB ergänzen und kombinieren können, sind unter anderem Multiple Stimulierung, Gesprächstherapie, Validation, 10-Minuten-Aktivierung, Basale Stimulierung, Sozialtherapie und NLP (Neuro Linguistische Programmierung). Diese Methoden beruhen auf Wertschätzung, sind aber zum Teil sehr komplex. Dennoch lassen sich aus jeder dieser Therapieformen Komponenten in die Kurzzeitaktivierung einbringen.

Wenn Sie mit Ihren eigenen Möglichkeiten nicht mehr weiterkommen, benötigen Sie Werkzeuge, die Ihnen weiterhelfen und Sicherheit geben.

Eine Methode, die wir in der Ursprungsgeschichte des TTB bereits erwähnt haben, möchten wir Ihnen nun etwas präziser vorstellen.

Klientenzentrierte Gesprächsführung

„Viele psychisch Belastete fühlen sich von allen missverstanden. Erst wenn ihnen durch andere das wiedergegeben wird, was sie empfinden, fühlen sie sich verstanden. Allmählich sind sie dann auch für eine Veränderung bereit." (Benesch, 2003, S. 383). Diese Erfahrung können wir auch vielfach in unserer Arbeit mit demenzkranken Menschen erleben. Die alte Dame erzählt, dass alle hier im Heim verrückt seien, nur sie nicht, dass sie „mit denen da" nichts zu tun haben will, keiner sie hier verstehen könne und ihr zuhöre. Eine andere Dame berichtete mir erregt, dass alle hier ihr „ihren Platz"" wegnehmen wollen würden und immer „bläääh!" machen würden, dabei zog sie eine Grimasse, streckte mir die Zunge heraus, legte die Hände an die Ohren und wedelte mit den Fingern. Da ich die Dame schon länger kannte wusste ich, dass Sie immer diejenige ist, die den anderen Bewohnern genau diese Grimasse zieht und sie beschimpft. Beschwichtigende Erklärungen oder Widersprechen erweisen sich in solchen Situationen nicht als sehr hilfreich, da sich die Betroffenen weiterhin missverstanden fühlten.

Hier helfen Ihnen Erkenntnisse über die klientenzentrierte Gesprächsführung weiter. Schon im Studium und den begleitenden Praktika in der Kinder- und Jugendarbeit konnte ich erleben, wie wichtig und bereichernd Kenntnisse über die Gesprächstherapie für unsere Arbeit sind. Die folgende Geschichte ist mir bis heute in Erinnerung geblieben: Ein achtjähriger Junge erzählte mir, wie traurig er über den Tod eines Freundes ist und dass er mit niemandem darüber sprechen könne, weil seine Mama sagt, er sei noch zu klein. Manchmal geht er dann zum Grab und redet dort mit seinem Freund, dabei fühlt er sich alleine und verlassen. Diese Erinnerung macht deutlich, wie wichtig empatisches Zuhören und Gespräche in belastenden Situationen sind.

Begründer der Gesprächstherapie, die auch im TTB eine wichtige Rolle spielt, ist Carl. R. Rogers, der seine praktischen Erfahrungen als klinischer Psychologe erstmals 1942 publizierte. In Deutschland fand sie insbesondere durch das Ehepaar Tausch Verbreitung.

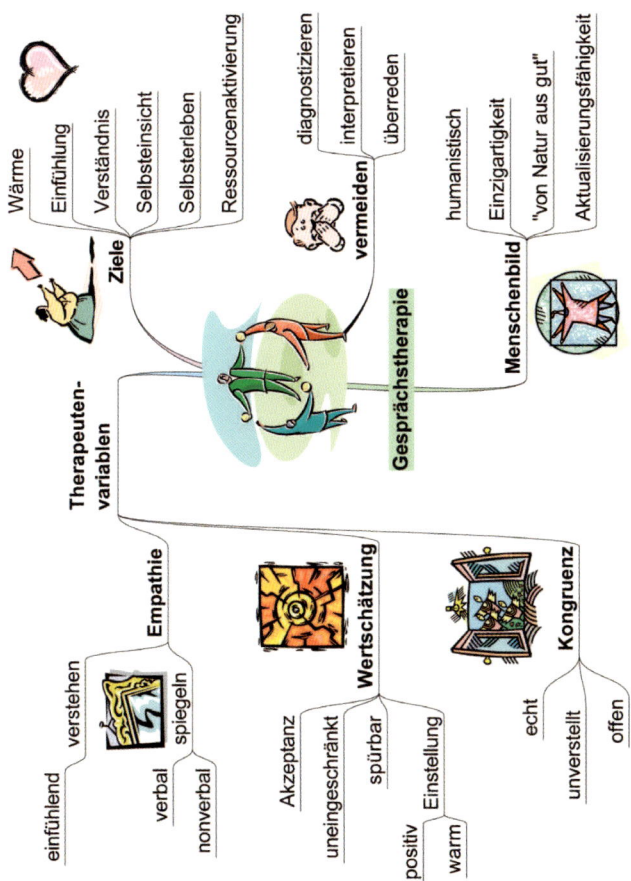

Ziele

Zu den Zielen dieser interaktiven Methode zählt der Aufbau von *Wärme, Einfühlung und Verständnis* in der jeweiligen Gesprächssituation. Der Gesprächspartner soll die Gelegenheit erhalten, sich mit seinen eigenen Gefühlen auseinanderzusetzen, neue Aspekte seines inneren Erlebens zu entdecken und dadurch selbst gesteuert zu Einsichten gelangen. Rogers nennt diesen Weg zur *Selbsteinsicht,* bei dem der Therapeut dem Klienten quasi als „Spiegel" dient, „Selbstexploration". Dadurch soll der Gesprächspartner von einem unfreien Umgang mit den eigenen Gefühlen und Beziehungen zu einem offenen und unmittelbaren *Selbsterleben* (Experiencing) gelangen.

Da wir wissen, dass gerade die Fähigkeit zur Auseinandersetzung mit Gefühlen bei demenzkranken Menschen lange erhalten bleibt, auch wenn kognitive Fähigkeiten längst verschüttet sind, bietet sich dieser gefühlsmäßige Zugang an. Durch das Sprechen über emotionale Erlebnisse, über gefühlsmäßige Einstellungen, Bewertungen, Wünsche und Ziele kann auch bei demenzkranken Menschen eine gewisse Klarheit entstehen. Dies führt zu einer stärkeren Bewusstwerdung und oftmals zur *Aktivierung von Ressourcen.*

Das grundlegende Menschenbild

Rogers verstand das humanistische Menschenbild als Grundlage seiner Tätigkeit. Dies betont die Einzigartigkeit des Individuums und den Vorrang der subjektiven Empfindungen und Verhaltensweisen des Einzelnen. Rogers weist darauf hin, dass das subjektive Erleben in allen Bereichen des menschlichen Lebens wichtiger zu bewerten ist als objektive Gegebenheiten. Das bedeutet für unser Arbeitsfeld, den demenzkranken Menschen in seiner Welt zu verstehen und zu begleiten, um ihm dadurch die Möglichkeit zur Kommunikation und Veränderung zu geben. Es geht nicht um unsere Vorstellungen von „richtig" und „falsch".

Darüber hinaus betont Rogers, dass der Mensch „von Natur aus gut ist" und eine Tendenz zur Selbstverwirklichung, zu Wachstum, Gesundheit und Anpassung in sich trägt. Diese *Aktualisierungsfähigkeit* benötigt zu ihrer Entfaltung lediglich die geeigneten Bedingungen, damit der Mensch sich selbst verwirklichen kann. Auch demenzkranke Menschen versuchen auf ihre Art sich anzupassen und ihre Eigenständigkeit zu sichern und nutzen dazu mögliche Hilfsmittel.

So lassen sich auch für uns „unsinnige" Verhaltenweise von demenzkranken Menschen erklären. Sie kennen alle das innige Verhältnis von Frauen zu ihren Handtaschen. Für die alten, demenzkranken Damen, die ihre Krankheit teilweise realisieren und Sätze äußern wie: „Ich glaub bei mir ist da oben was nicht in Ordnung", „Manchmal da weiß ich nicht mehr ..., da fehlt mir was und da hab ich Angst", stellt insbesondere die Handtasche einen Ersatz für ihre schwindenden Fähigkeiten dar. Wenn ich nicht mehr sicher weiß, wo ich bin, ob ich was zu essen bekomme, ob ich jemand treffe, den ich kenne, ob ich eine Toilette finde, ob ich etwas bezahlen muss oder wo sich mein Bett befindet, dann muss ich alle notwendigen Dinge in meiner Handtasche verstauen und bei mir tragen. Und natürlich muss ich die Handtasche überall mit dabei haben, im Bad, im Speisesaal, am Bett, am Stuhl ... Und den Inhalt muss ich verteidigen, denn wenn mir jemand die Tasche oder Dinge daraus wegnimmt, fehlt mir ein wertvoller Teil meines Selbst und ich fühle mich hilflos.

> Praxistipp: Auch die alten Herren benötigen Dinge in ihren Hosentaschen, wie Schlüssel und Geldbeutel, in dem sich auch etwas Geld befinden sollte.

Schenken wohlmeinende Angehörige den Damen eine neue Handtasche können Sie oft erleben, dass diese zwar aus Höflichkeit angenommen wird, die alte, vertraute Handtasche wird aber zusätzlich weitergenutzt. Die Damen hängen sich mehrere Taschen um oder transportieren diese im Gehwagen.

Eine alte Dame konnte ihr Zimmer nur verlassen, wenn sie ihre Tasche dabei hatte, um den Bauch hatte sie eine Decke geschlungen und noch eine zweite hatte sie über den Arm gelegt. Ihren Stock klemmte sie „für alle Fälle" an den Gehwagen, da ihr das Gehen mit dem Stock vertrauter war. In den Korb des Gehwagens musste man ihr noch den Wecker mit dem großen Zifferblatt legen. Fehlte eines dieser Dinge, war die Dame so unruhig, dass sie sofort in ihr Zimmer zurückwollte. Manchmal befinden sich in den Handtaschen auch alte Bananen, benutzte Vorlagen, zerknitterte Zettel und andere in unseren Augen wertlose

Dinge, die besser zu entsorgen wären. Was können Sie dann tun? Wenn Sie diese Dinge heimlich entfernen, fühlt sich die alte Dame zu Recht bestohlen. Wenn Sie ihr diese Dinge ohne für sie plausiblen Grund abnehmen möchten, wird sie sich dagegen verwehren, ihre Handtasche zu öffnen oder etwas daraus herzugeben. Hilfreich und für die alten Damen förderlicher sind Tauschangebote, wie ein frischer Apfel gegen die alte Banane oder eine saubere Vorlage gegen die gebrauchte.

An einem Tag brachte ich einen ganzen Korb voller Gegenstände in den Gemeinschaftraum mit und breitete ihn auf einem großen Tisch vor den Augen der Bewohner aus. Währenddessen begann eine demenzkranke Bewohnerin, die ihren Tascheninhalt immer sehr vehement verteidigte, den Inhalt ihrer Tasche auch auf dem Tisch auszubreiten, zu sortieren und durchzusehen. Mit den Worten: „Hier und das ist für Sie!", wandte sie sich an mich und überreichte mir freudestrahlend einen ihrer kleine Schätze: einen Bestellzettel für einen Versandhauskatalog.

Therapeutenvariablen

Bei der klientenzentrierten Gesprächsführung steht der Mensch im Mittelpunkt. Seine Gefühle, Wünsche, Ziele und Wertvorstellungen verknüpft mit seiner subjektiven Sicht auf seine Innen- und Außenwelt leiten uns durch das Gespräch. Wir lassen unsere eigenen Wertvorstellungen in den Hintergrund treten und üben Zurückhaltung. Vermeiden Sie alle direktiven Maßnahmen, wie Empfehlungen, Ratschläge oder Bewertungen und schaffen Sie so eine vertrauensvolle Atmosphäre, in der offene Kommunikation, Kreativität, Aktivität und Spaß sich entfalten können. Hilfreich dabei sind die drei Grundhaltungen, die auch Therapeutenvariablen genannt werden. Diese beinhalten weniger eine spezielle Technik, sondern eher eine zusammengehörige Grundeinstellung.

1. Empathie/Einfühlendes Verstehen
Das Wort „Empathie" kommt aus dem Altgriechischen und bezeichnete starke, leidenschaftliche Gefühle. Einfühlendes Verstehen bedeutet, sich auf die Gefühle des andern einzustimmen, sich zu bemühen, diese zu verstehen und dem Gegenüber möglichst präzise und konkret wiederzugeben.

Aber wie soll das gehen? Was jemand denkt können Sie vielleicht an seinen Worten erkennen – falls er sich offen äußert bzw. noch äußern kann. Aber was er fühlt? Wie verstehen Sie Empfindungen, die Ihr Gegenüber nicht in Worte fassen kann? Dennoch ist Einfühlung möglich und lässt sich üben. Es geht darum, sich auf die Erlebniswelt des alten Menschen, seine Realität und seine Sichtweise einzulassen und zu versuchen diese zu verstehen.

Eine wichtige Grundlage hierfür ist das richtige Zuhören. Konzentrieren Sie sich für die kurze Zeit, die die Ausführung des TTB benötigt, ganz auf Ihren jeweiligen Gesprächspartner. Achten Sie auf alle Kommunikationskanäle, akustisch (Inhalte, Tonfall, Satzmelodie ...) sowie visuell (Haltung, Gesichtsausdruck, körperliche Unruhe ...). Schal-

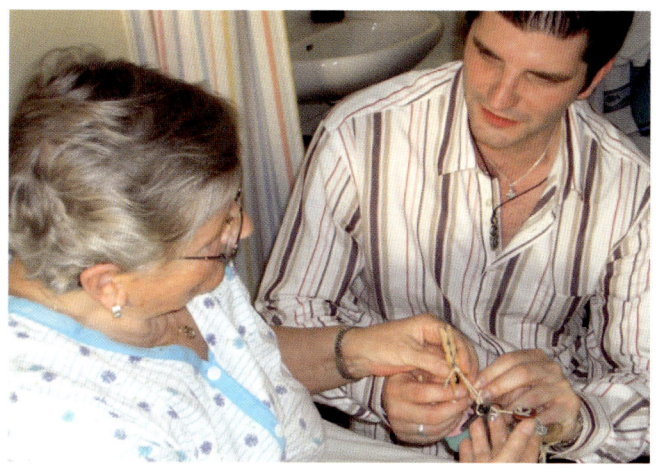

ten Sie während des Gespräches nicht innerlich ab. Denn nur wenn Sie Ihrem Gegenüber wirklich zuhören und ihn nicht mit Interpretationen unterbrechen können Sie das ganze momentane emotionale Empfinden aufnehmen und den Gesprächspartner in seiner Welt verstehen. Insbesondere demenzkranke Menschen spüren sehr schnell, wenn Sie innerlich abgelenkt sind und nicht mehr zuhören und äußern dann Sätze wie: „Geh weiter Mädchen, du bist doch in Eile!"

Einfühlendes Verstehen können Sie zeigen, indem Sie Ihren Gesprächspartner *„Spiegeln"*. Hierbei wiederholen Sie die wesentlichen persönlich-emotionalen Aussagen der Person unter Verwendung der genannten Schlüsselworte. Diese werden zumeist in einer anderen Stimmhöhe betont, was auf einen emotionalen Gehalt verweist. Wichtig dabei ist, dass Sie Ihre Äußerungen nie als Feststellung aussprechen, sondern – fast fragend – als Angebot, um

Ihren Gesprächspartner zu verstehen! Nehmen Sie beim Wiederholen der Inhalte das Gefühl auf, das der Betreute vermittelt, ahmen Sie die Sprachmelodie, Tonhöhe und die Körperhaltung der Person nach.

Wenn die alte Dame sagt: „Das Essen schmeckt mir nicht mehr.", formulieren Sie in Frageform um, z. B.: „Sie haben keinen Appetit mehr?", oder ganz einfach „Das Essen schmeckt Ihnen nicht mehr?" Dies öffnet den Gesprächsrahmen. Sie signalisieren: „Ich habe zugehört und verstanden, was Sie gesagt haben und mich interessieren Ihre Beweggründe." Ihr Ansprechpartner fühlt sich so ernst genommen und nicht belehrt und kann ohne Abwehr über seine Gefühle und Konflikte sprechen. Gerade dadurch, dass Sie keine Ratschläge erteilen, wenden Sie sich Ihrem Gesprächspartner aktiv zu, Sie können seine Gefühle nachempfinden und leichter akzeptieren. Dieser fühlt sich verstanden und seine Bereitschaft sich zu verändern wird erhöht.

Das „Spiegeln" ist ein Werkzeug, das gerade in Situationen, in denen Sie Aussagen überraschen und Sie diese nicht gleich verstehen, hilfreich wirkt. So verblüffte mich eine alte Dame mit der Aussage: „Wenn ich Sie sehe, dann fühlt sich mein Herz an wie Leber." Ich spiegelte sie mit den Worten: „Dann fühlt sich Ihr Herz an wie Leber?" Und sie antwortete: „Ja, ganz warm!"

In einem großen Speisesaal fand ich eine alte Dame ganz alleine am Tisch sitzend, begrüßte Sie und fragte, wie es ihr geht. Sie antworte: „Ich muss sterben." Ich spiegelte: „Sie müssen sterben?" Sie sagte: „Ja, und das ist traurig!" Darauf antwortete ich: „Das macht Sie traurig, was könnte denn da helfen?" Darauf sagte sie: „Du musst mich küssen!" Verblüfft fragte ich: „Ich muss Sie küssen, wohin?" Sie zeigte auf ihre Wange. Ich sagte: „Das kann ich!", und küsste sie. Dann wollte ich wissen: „Und jetzt, hat es denn geholfen?" Als sie bejahte, forderte ich sie auf: „Wenn das so gut hilft, dann müssen Sie mich jetzt auch küssen!" Das tat die alte Dame gern und wir beide verließen gemeinsam und zufrieden den Speisesaal.

Es ist Ihre Aufgabe, im Gespräch die Erlebniswelt der demenzkranken Menschen nachzuvollziehen. Dies soll so konkret und anschaulich wie möglich geschehen. Dabei dürfen Sie sich aber nicht die Sichtweise Ihres Gegenübers zu Eigen machen und quasi „mitspielen".

Eine andere Dame war sehr aufgeregt und erklärte mir: „Meine Tochter war schon ganz lange nicht mehr hier, sie darf mich hier nicht mehr besuchen kommen." Ich spiegelte sie: „Ihre Tochter darf Sie hier nicht mehr besuchen kommen und Sie vermissen sie?" Die alte Dame antworte: „Ja und wissen Sie warum? Sie hat hier beim letzen Mal mit einem fremden Mann gesessen und gesprochen und Händchen gehalten und ist dabei gesehen worden und das ist doch nicht erlaubt und deshalb darf sie nicht mehr kommen!" Ich antwortete: „Das ist ja seltsam, davon habe ich ja gar nichts gehört, sollen wir mal nachfragen, ob das so ist?" Wir beide gingen ins Dienstzimmer und in der Dokumentation fand sich der Hinweis, dass die Tochter für drei Wochen in Urlaub gefahren war. Dieser Hinweis beruhigte die alte Dame.

2. Wertschätzung/Akzeptanz

Ein Grundbedürfnis jedes Menschen ist es, akzeptiert und anerkannt zu werden. Deshalb ist die unbedingte Wertschätzung des Gegenübers eine Kernvariable innerhalb der Gesprächstherapie. Dies meint eine uneingeschränkte, vorurteilsfreie und bedingungslose Akzeptanz der Person, unabhängig davon, was sie äußert, fühlt oder tut.

Diese grundlegend positive Haltung muss im alltäglichen Umgang spürbar und erlebbar sein, z.B. durch kleine Gesten wie das „Anklopfen", durch emotionale Wärme in Stimme, Mimik, Gestik und Körperhaltung. Zeigen Sie engagierte Anteilnahme und Interesse, solidarisieren Sie sich. Durch diese Haltung stärken Sie das Selbstvertrauen der demenzkranken Menschen sowie deren Bereitschaft, Ihnen zu vertrauen und mit Ihnen zu kommunizieren. Sie müssen nicht allem zustimmen oder immer gleicher Meinung sein, aber der demenzkranke Mensch muss spüren, dass unterschiedliche Meinungen und Einstellungen nicht Ihre Beziehung belasten und nicht er als Person bewertet oder beurteilt wird.

3. Kongruenz/Echtheit

Echtheit bedeutet, dass Sie als Gesprächspartner sich nicht hinter einer Fassade oder Maske verbergen bzw. eine „Rolle" spielen. Ihre Gedanken und Gefühle müssen sich ohne Widerspruch mit Ihren Äußerungen und Ihrem Handeln decken. Das bedeutet, dass Sie sich über Ihre eigenen Empfindungen und Erlebnisse klar werden/sind und sich diese bewusst machen, um sie ansprechen zu können. Unechtheit und (Not-) Lügen verunsichern die demenzkranken Menschen, erzeugen Ungewissheit und Rückzug und Äußerungen wie: „Hier hört ja sowieso keiner zu!" „Nie hat jemand Zeit für mich!" Dies kann das Ende eines positiven Beziehungsverhältnisses bedeuten.

Sie müssen natürlich den demenzkranken Menschen nicht alles mitteilen was Sie denken, aber selbstverständlich wichtige Gedanken und Gefühle offen äußern. Durch Ihr kongruentes Verhalten werden Ihre Gesprächspartner angeregt, auch in ihrem Verhalten offener und echter zu sein, eine wechselseitige partnerschaftliche Kommunikation kann so gelingen.

Was ist zu vermeiden?
Diagnostizieren, interpretieren, überreden, Konfrontation mit der „Wahrheit", belügen – all diese Reaktionsweisen führen beim Gesprächspartner zu Abwehr, erzeugen Angst, Rückzug oder Kommunikationsabbruch. Gerade demenzkranke Menschen leben in ihrer subjektiv richtigen Welt und empfinden unsere „Richtigstellungen" als verletzend oder bedrohlich.

So besuchte ich eine alte Dame in ihrem Zimmer und diese erklärte mir, dass sie nach Hause zu Ihren Eltern müsse. Ich fragte die alte Dame, wie alt sie selbst denn sei. Sie antwortete: „97 Jahre." Daraufhin versuchte ich ihr zu erklären, dass wenn sie 97 Jahre alt sei, ihre Eltern doch wohl nicht mehr leben könnten. Die alte Dame antwortete entrüstet: „Also wenn meine Eltern tot wären, junge Frau, dann müsste ich das ja wohl am besten wissen!"

Eine andere demenzkranke Dame wollte nicht in eine Pflegeeinrichtung ziehen und wurde von ihren Angehörigen überredet, nur mal „probeweise" einzuziehen und dazu einen Vertrag zu unterschreiben. Als der alten Dame klar wurde, dass sie einen Heimvertrag unterschrieben hatte und ihre Wohnung nicht mehr existierte, weigerte sie sich, jemals wieder mit dem Sohn zu sprechen, der sie zu der Unterschrift überredet hatte. Trotz schwer werdender Demenz konnte sie sich immer noch an diese Kränkung erinnern, so dass sie nie wieder bereit war, etwas zu unterschreiben. Auch bei der Heimbeiratswahl wollte sie den Wahlzettel nicht ausfüllen und erzählte wieder die Geschichte, wie ihr Sohn sie betrogen hat.

Im Folgenden noch einige Beispiele für Verhaltenweisen, die nicht hilfreich sind und die Sie besser vermeiden sollten:

Eine alte Dame sagt zum Beispiel: „Das Essen schmeckt mir nicht mehr." Vermeiden Sie

» zu *Bagatellisieren* und die Gefühle der Betroffenen herunterzuspielen: „Übertreiben Sie nicht ein bisschen, den anderen schmeckt es doch auch ..."

» zu *Diagnostizieren* und die Rolle des Experten zu übernehmen: „Sie haben einen veränderten Geschmackssinn, das ist typisch für alte Menschen."

» zu *Dirigieren* und sofort einen „guten Rat" zu erteilen: „Ich schlage vor, dass Sie ..."

- » zu *Examinieren* und den Gesprächpartner durch Ausfragen in eine bestimmte Richtung zu lenken: „Ist das wirklich immer so? Auch beim Frühstück? Schmeckt Ihnen auch der Kaffee nicht? Wenn Sie mal richtig nachdenken, kann das sein?"

- » Sich zu *Identifizieren,* Ihre eigenen Erlebnisse zu erzählen und auf den Gesprächspartner zu übertragen: „Das kenne ich gut, ich weiß das noch genau, als ich mich letztlich nicht gut gefühlt habe, da hat mir auch nichts mehr geschmeckt, ich habe dann einfach Folgendes gemacht ..."

- » zu *Interpretieren* und möglicherweise nicht zutreffende Deutungen zu äußern: „In Wirklichkeit gefallen Sie sich in dieser Rolle doch sehr gut, die Leidende."

- » zu *Intellektualisieren* und direkt die vermeintliche Ursache des Problems zu erklären: „Das liegt daran, dass Sie als Kind schon nicht gerne gegessen haben."

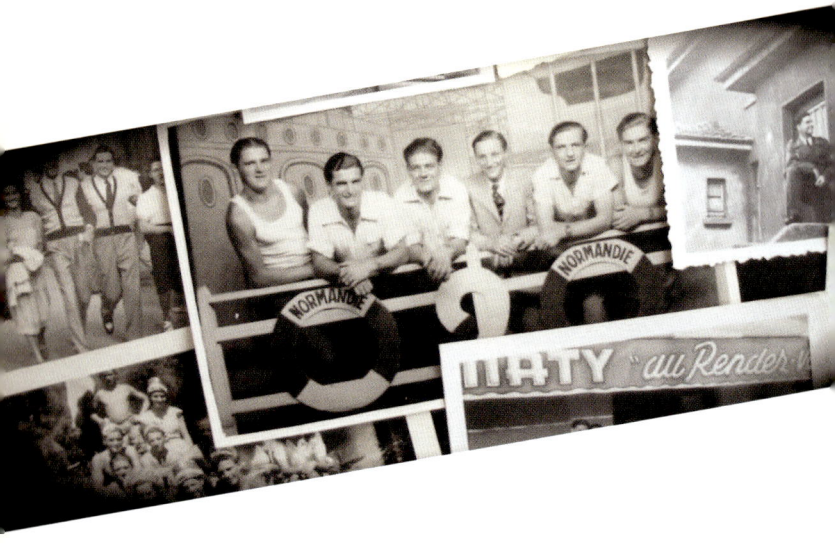

PRAXISBEISPIELE

Das Mariechen
„Sie stehlen meine Sachen!"
Die Walzerkönigin

Praxisbeispiele

„Es sind die Begegnungen mit Menschen, die das Leben lebenswert machen."

Guy de Maupassant

Um die Möglichkeiten der Kommunikation im Rahmen des TTB noch deutlicher zu machen, haben wir hier noch einige Praxisbeispiele für Sie aufgeführt.

Das Mariechen

Gerade kleine Details aus der Biografie können einen Schlüssel und Zugang zur Erlebniswelt der demenzkranken Menschen bilden. Ein solcher Schlüssel kann der Kosename der Bewohner sein. Selbstverständlich sprechen wir Bewohner mit ihren Nachnamen an, aber bei demenzerkrankten Menschen kann die Verwendung des vertrauten Kosenamens Identität, Vertrautheit und die Rückkehr in eine für sie noch sorglose Zeit bedeuten.

So sprach ich eine Bewohnerin auf ihre Augenfarbe an: „Sie haben so schöne blaue Augen, hatten sie denn früher auch blonde Haare?" „Ja", erwiderte sie stolz: „Ich hatte lange blonde Zöpfe, die mir meine

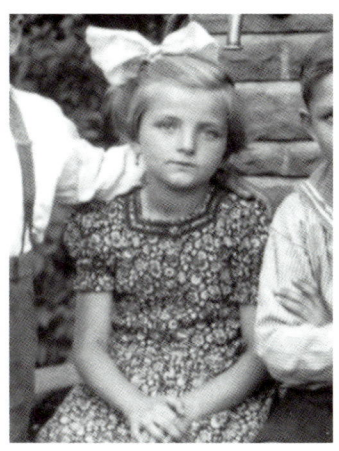

Mutter vor der Schule geflochten hat." „Das hat bestimmt sehr niedlich ausgehen und passt auch gut zu Ihrem Namen Maria!" „Mariechen haben alle zu mir gesagt", antworte sie strahlend: „Ich bin das Mariechen!" Vor meinem inneren Augen konnte ich die alte Dame als glückliches, unbeschwertes Kind sehen. War die Bewohnerin traurig oder fühlte sich körperlich ein wenig unwohl genoss sie es, wenn ich mich kurz neben sie setzte, den Arm um sie legte, sie leicht massierte und sie dabei beruhigend mit ihrem vertrauten Kosenamen ansprach.

„Sie stehlen meine Sachen!"

Bedingt durch Verkennung im Rahmen der Demenzerkrankung konfrontieren uns die Bewohner häufig mit Anschuldigungen, z. B. dass wir Dinge gestohlen hätten. Auch hier können Sie im Rahmen des TTB angemessen reagieren. Beschuldigt Sie ein Bewohner mit der Aussage: „Sie stehlen meine Sachen!", geben Sie ihm die Möglichkeit, das Problem zu schildern und gehen Sie nicht auf die Anschuldigung ein. Ein Gespräch könnte dann wie folgt verlaufen: „Was ist denn verschwunden?" „Das Ding ist weg." „Wo hat es gelegen?" „Hier in meinem Zimmer" „Wann ist es verschwunden?" „Vorhin war es noch da und jetzt, Sie sehen es ja selbst!" „Sollen wir gemeinsam suchen?" Jetzt können Sie sich gemeinsam mit dem Bewohner auf die Suche machen. Die Möglichkeiten sind vielfältig, z. B. die Kleidung ist in der Wäsche, eine Mitbewohnerin hat etwas mitgenommen oder der betroffene Bewohner hat selbst einen Gegenstand verlegt. Diese Dinge können nach gemeinsamem Suchen oft gefunden werden. Aber häufig werden Dinge gesucht, die wir nicht mehr finden können, z. B. vertraute Kleidungsstücke, weil Angehörige die Bewohner vor dem Heimeinzug neu eingekleidet haben, die frühere Wohnung, die längst weitervermietet ist oder der verstorbene Partner. Diesen Verlust können wir nicht ändern, können aber dem Heimbewohner die Möglichkeit geben, Trauer und Schmerz zu teilen. So suchte eine Bewohnerin immer wieder verzweifelt nach „dem blauen Vogel". Wir konnten diesen nicht finden, aber das gemeinsame Suchen und die dabei entstehenden Gespräche führten uns in ihre Vergangenheit und sie konnte mir bei den therapeutischen Besuchen immer wieder Teile ihrer Lebens- und Familiengeschichte erzählen.

> *„Ich habe in der Welt viel versucht und immer dasselbe gefunden; in der Gewohnheit ruht das einzige Behagen des Menschen; selbst das Unangenehme, woran wir uns gewöhnten vermissen wir ungerne."*
>
> Johann Wolfgang von Goethe

Die Walzerkönigin

Während einer Feier im Altenheim sah eine Bewohnerin sehr bekümmert aus. Auf die Frage: „Was ist mit Ihnen? Sie sehen so traurig aus!", antwortet sie: „Die Männer fehlen!" „Die Männer fehlen hier?" „Ja, früher waren immer Männer mit dabei." „Beim Feiern?" „Ja, beim Feiern und beim Tanzen." „Sie haben früher viel getanzt?" „Ja!" „Und was haben Sie getanzt?" „Walzer, ich war die Walzerkönigin von

Essen-Steele." Die Traurigkeit verschwand aus ihrem Gesicht. Es entwickelte sich ein Gespräch über das Tanzen und die Tanzlokale in Essen, in dessen Verlauf die Bewohnerin die Möglichkeit hatte, ihre Erlebnisse mitzuteilen. Heute kann sie nicht mehr tanzen, denn im Rollstuhl und ohne die Männer ist das nicht mehr dasselbe wie früher, aber in ihrer Erinnerung ist und bleibt sie weiterhin die Walzerkönigin.

> *„Die Monate haben es eilig. Die Jahre haben es noch eiliger. Und die Jahrzehnte haben es am eiligsten. Nur die Erinnerungen haben Geduld mit uns."*
>
> aus: Erich Kästner, „Als ich ein kleiner Junge war", ATRIUM VERLAG AG

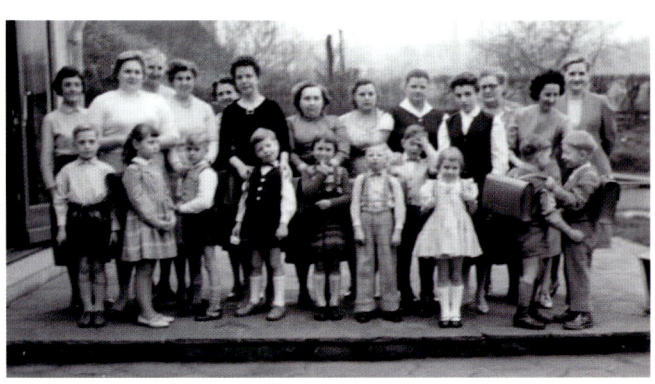

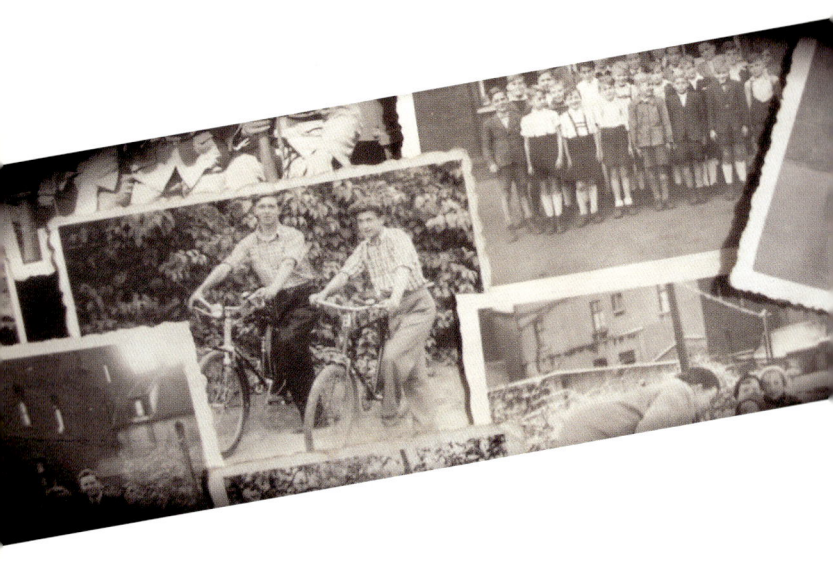

EINBINDUNG DES TTB IN PFLEGEPLANUNG UND DOKUMENTATION

Einbindung des TTB in Pflegeplanung und Dokumentation

„Und wo dokumentiere ich denn jetzt den therapeutischen Tischbesuch?" Diese Frage wird in jeder unserer Fortbildungsveranstaltungen gestellt. In jedem Fall empfiehlt es sich, die Einheiten mit dem entsprechenden Kürzel (TTB) in den vorhandenen Durchführungsnachweisen, wie z. B. Früh/Spät/Nacht oder Mobilisierung/Aktivierung festzuhalten und Besonderheiten im Berichteblatt zu fixieren.

Wie jedoch eine komplexe Einbindung in Pflegeplanung und Dokumentation aussehen kann, möchten wir Ihnen in diesem Kapitel Schritt für Schritt erklären.

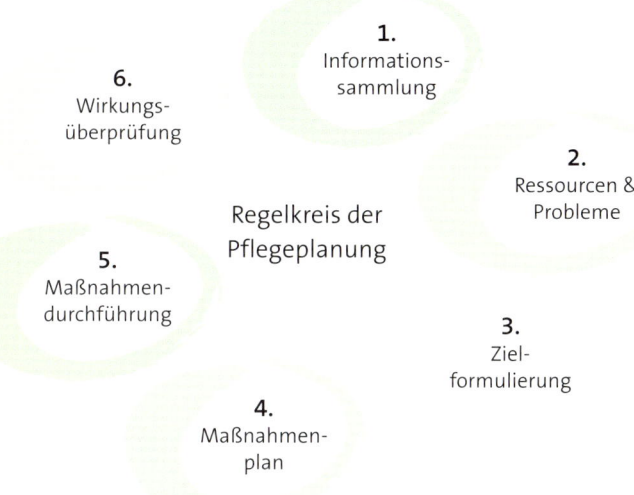

1. Informationssammlung
2. Ressourcen & Probleme
3. Zielformulierung
4. Maßnahmenplan
5. Maßnahmendurchführung
6. Wirkungsüberprüfung

Regelkreis der Pflegeplanung

1. Informationssammlung

Im Rahmen der Tischbesuche werden Sie auch eine Vielzahl von kleinen und großen Lebensgeschichten, Wünschen, Erwartungen, Bedürfnissen, Ängsten oder Sorgen der einzelnen Bewohner erfahren. Diese Informationen gehören dann wieder zur Informationssammlung und sollten in den dafür bestimmten Formularen (Stammblatt, Biografiebogen, Anamnese) notiert werden.

Bereits dokumentierte Erkenntnisse aus der Informationssammlung in Biografie und Anamnese können im Rahmen des TTB verwendet werden, z. B. durch Nutzung individueller, biografisch bedeutsamer Intermediärobjekte, Medien, Themen, Lieder und Gedichte.

2. Ressourcen und Probleme

Probleme, Pflegediagnosen bzw. Risiken, die den Einsatz von TTB erfordern, sind z. B. die eingeschränkte Beschäftigungsfähigkeit, verursacht durch fehlende Beschäftigungsmöglichkeiten oder Motivation, gerontopsychiatrische Krankheitsbilder, Sinnesbeeinträchtigungen (sensorische Deprivation), eingeschränkte Beweglichkeit, Gefahr durch gestörte Tagesablaufplanung etc.

Die Anwendung des TTB kann zum Erhalt oder der Erweiterung bestimmter Ressourcen führen, wie z. B. der Kommunikationsfähigkeit.

3. Zielformulierung

Ziele, die Sie mit dem Einsatz von TTB erreichen beziehen sich z. B. auf

- » Steigerung von Kommunikationsfähigkeit, Motivationsstand, Befinden und Lebensqualität,
- » Minderung von Regression, Unruhe und Aggression,
- » Freude und Spaß.

Formulieren Sie individuelle Ziele, die sich auf das jeweilige Problem und die Ressourcen beziehen.

4. Maßnahmenplan
Innerhalb des Pflegeprozesses ist der therapeutische Tischbesuch eine Maßnahme und gehört somit in den Maßnahmenplan. *Formulierungsvorschlag:* „TTB-Angebot 2x täglich, vormittags (ca. 10 Uhr), nachmittags (ca. 16.00 Uhr)"

5. Maßnahmendurchführung
Die Maßnahmendurchführung setzen Sie, wie geplant, im Team um. Die jeweiligen Mitarbeiter, Berufsgruppen dokumentieren dann per Handzeichen (als Einzelnachweis oder auch blockweise) auf den dafür vorgesehen Durchführungsnachweisen, wie z. B.

- » Früh/Spät/Nacht
- » Mobilisierung/Aktivierung bzw. soziale Betreuung
- » Tagesstruktur

Abweichungen oder besondere Vorkommnisse notieren Sie im Berichteblatt, z. B. „Bewohner hat mir während der nachmittäglichen TTB-Runde mitgeteilt, dass ..." „Bewohner war während der TTB-Runde (nicht) in der Lage zu ..."

6. Wirkungsüberprüfung

Im Rahmen der Wirkungsüberprüfung kontrollieren Sie anhand der Eintragungen in den Nachweisformularen und im Berichteblatt, welche Wirkung die durchgeführten therapeutischen Tischbesuche hatten, z. B. „Bewohner äußert vermehrt Wünsche" „Bewohner zieht sich nur noch in der Mittagszeit zurück und kommuniziert aus eigenem Antrieb mit Mitbewohnern". Sie überprüfen auch, ob die geplanten Ziele erreicht wurden bzw. richtig formuliert waren. Dann formulieren Sie Konsequenzen für den weiteren Pflegeprozess unter Nutzung der folgenden Fragestellungen.

» Ist das Problem vermindert, verändert bzw. behoben?

» Soll der erreichte Stand erhalten werden?

» Gibt es ein neues oder erweitertes Ziel?

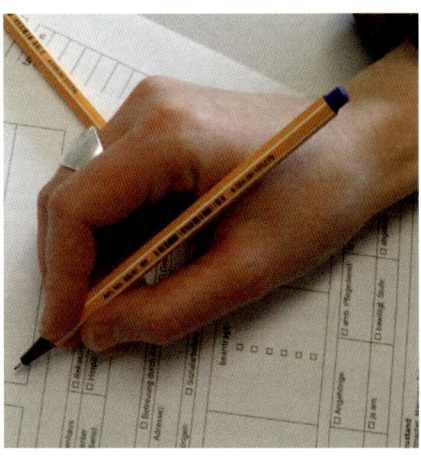

» Gibt es neue Aspekte oder Erkenntnisse aus der Informationssammlung bzw. Bewohnerwünsche, Anregungen von Angehörigen oder sonstigen Personen/Berufsgruppen, die berücksichtigt werden sollen?

» Soll die Maßnahme TTB wie geplant weitergeführt werden oder häufiger bzw. seltener eingesetzt werden?

Diese wichtigen Informationen dokumentieren Sie als kurze Aussagen (Berichteblatt bzw. Pflegeplanungsblatt) und verweisen so auf notwendige Änderungen, die Sie zeitgleich in der Ressourcen-Problemplanung, den Zielformulierungen und der Maßnahmenplanung vorgenommen haben.

Anhang

Schlusswort

Der therapeutische Tischbesuch erhebt für sich nicht den Anspruch, eine grundlegend neue Therapieform darzustellen, sondern beschreibt vielmehr eine erstaunlich wirksame Methode und ein einfach zu erlernendes Handwerkszeug für Ihre tägliche Arbeit. Die Methode wird getragen von der Absicht alte Menschen zu verstehen und sie in ihrer Lebenswelt mit Wertschätzung zu begleiten.

Durch den systematischen Einsatz von Impulsen und intensives, individuell auf den Menschen abgestimmtes Vorgehen erreichen Sie bei einem minimalen Zeiteinsatz eine deutliche Steigerung der Kommunikationsfähigkeit und Lebensqualität Ihrer Bewohner und Patienten. Aber nicht nur die Ihnen anvertrauten Menschen werden sich wohler fühlen, auch Sie selbst profitieren von den Prinzipien des TTB. Erleben Sie, wie Sie durch kleine Gesten wie Lächeln oder Winken mehr erreichen können als durch manch andere zeitintensive Intervention. Schlagen Sie eine Brücke zu Ihrem Gegenüber und spüren Sie, wie das Gefühl der zwischenmenschlichen Verbundenheit Sie in Ihrem Handeln bestätigt.

Der Extrembergsteiger Reinhold Messner hat bei seinen Expeditionen zwischen Leben und Tod oft Monate verbracht, ohne einen anderen Menschen zu treffen. Er erinnerte sich, dass er selten Angst hatte zu erfrieren oder zu verhungern, aber nahezu verrückt wurde bei dem Gedanken, vielleicht nie wieder mit einem anderen Menschen zu sprechen und das Erlebte auszutauschen. Reinhold Messner hat eine Erkenntnis von seinen Expeditionen mitgebracht, die gleichzeitig den Grundgedanken des TTB aufzeigt:

Der Mensch wird erst zum Menschen durch den Kontakt mit seinem Gegenüber. Der Schlüssel dazu ist eine wertschätzende verbale und nonverbale Kommunikation.

Wir wünschen Ihnen viele erfolgreiche Tischbesuche.

Ihr Autorenteam

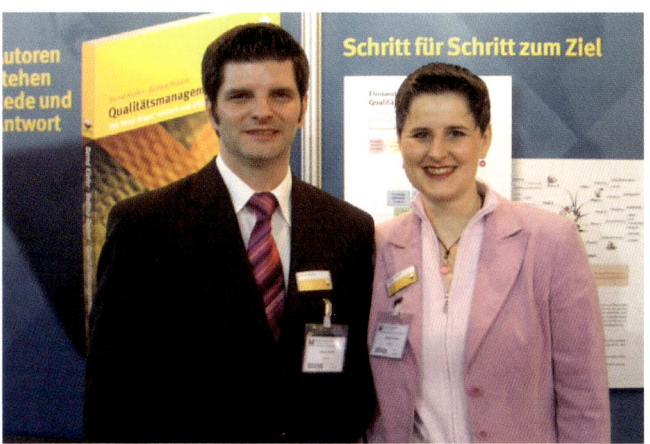

Bettina Rudert & Bernd Kiefer

„Nimm nicht das Leben ernst, sondern die Menschen, die dir darin begegnen."

Bernd Kiefer

Danksagung

Das Schreiben dieses Buches weckte viele Erinnerungen in uns. Erinnerungen an Menschen, denen wir begegnet sind, die uns berührt haben, deren Erzählungen und Geschichten in uns weiterleben und nun auch ein Teil dieses Buches geworden sind. Dafür danken wir herzlich.

"Jede Sekunde des Lebens ist einzigartig und jede Erinnerung ist ein Stück Ewigkeit."

Bernd Kiefer

Autoren

Bettina Rudert, Jahrgang 1965
Diplom-Sozialarbeiterin, Geronto-Sozialtherapeutin,
TQM Managerin® (zertifiziert)
1991 – 1997 Sozialer Dienst, Altenwohn- und Pflegeheim
1998 – 2001 Fachbereich Offene Altenhilfe,
Sozialberatung & ambulante Dienste
2001 Qualitätsmanagerin für mehrere stationäre Einrichtungen

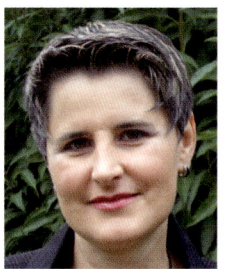

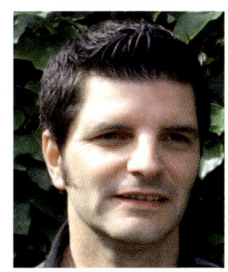

Bernd Kiefer, Jahrgang 1960

Diplom-Sozialarbeiter, Geronto-Sozialtherapeut, Qualitätsmanager (zertifiziert)
1991 – 1997 Therapieleitung, Gerontopsychiatrie
1998 – 2000 Personalentwicklungsagentur /Beratungsstelle Pflege
2000 – 2006 Heimleiter/Qualitätsmanagementbeauftragter
2006 Qualitätsmanager/Leitung Sozialer Dienst

Gemeinsame Lehrtätigkeit:
» seit 1989 Kursleiter und Referenten im Bereich Computeranwendungen
» seit 1992 Fachdozenten für Fort- und Weiterbildung in der Altenarbeit
» seit 2001 Lehrauftrag an der Universität Essen-Duisburg (Bildungswissenschaften/Organisationspsychologie)

Kontakt
Internet: www.kiefer-rudert-mind.de
E-Mail: info@kiefer-rudert-mind.de

Literatur

Benesch, Hellmuth: DTV-Atlas Psychologie Band 2. München, Deutscher Taschenbuch Verlag, 2003.

Blechinger, Christian M.: Glücklich sein in sozialen und therapeutischen Berufen. Weinheim, Beltz Verlag, 2003.

Blimlinger, Eva u.a.: Lebensgeschichten. Biographiearbeit mit alten Menschen. Hannover, Vincentz Network, 1994.

Brodersen Hannes u.a.: Else Hansen – Pflegeplanung und Pflegedokumentation im Beispiel. Hannover, Vincentz Network, 2003.

Ehmann, Marlies; Völkel, Ingrid: Pflegediagnosen in der Altenpflege. München, Urban & Fischer, 2004.

Feil, Ed; Feil, Naomi: Lebe dein Alter (Video). München, Ernst Reinhardt Verlag.

Feil, Naomi: Validation. Ein neuer Weg zum Verständnis alter Menschen. Wien, Altern & Kultur, 1992.

Finke, Jobst: Empathie und Interaktion. Methodik und Praxis der Gesprächspsychotherapie. Stuttgart, Thieme, 1994.

Fischer, J. D.; Schwarz, G.: Alzheimer – Kranke verstehen. Ratgeber für Fachleute, Angehörige und Laienhelfer. Freiburg, AGJ-Verlag, 1993.

Forster, Margret: Ich glaube, ich fahre in die Highlands. Frankfurt, Fischer, 1992.

Höfmann, Elfi: Spaß haben (Teil 1). Aktivierung der Bewohner durch Gedächtnistraining. Hannover, Vincentz Network, 1999.

Kiefer, Bernd; Rudert, Bettina: Mind Maps in der Altenpflege. Mühelos lernen, planen und präsentieren. Hannover, Vincentz Network, 2003.

Kiefer, Bernd; Rudert, Bettina: Qualitätsmanagement. Mit Mind Maps einfach und effektiv. Hannover, Vincentz Network, 2006.

Lambrecht, Elisabeth: Jule-Geschichten. Wie die heute alten Menschen ihre Kindheit erlebten. Hannover, Vincentz Network, 2004.

Leitner, Gertrud: Spaß haben (Teil 2). Mit Gedächtnistraining durch das Jahr. Hannover, Vincentz Network, 1999.

Petzold, Hilarion; Stöcker, Magdalena (Hrsg.): Aktivierung und Lebenshilfen für alte Menschen, Aufgaben und Möglich-keiten des Helfers. Paderborn, Junfermann, 1988.

Rias-Bucher, Barbara: Feste & Bräuche, eine Einladung zum Feiern. München, Deutscher Taschenbuch Verlag, 1999.

Sacks, Oliver: Der Tag an dem mein Bein fortging. Reinbek bei Hamburg, Rowohlt, 1991.

Schmidt-Hackenberg, Ute: Wahrnehmen und Motivieren. Die 10-Minuten-Aktivierung für die Begleitung Hochbetagter. Hannover, Vincentz Network, 1996.

Schmitt, Eva Maria: Leitlinien zum Umgang mit Verwirrten. Schwierigen Situationen sicher begegnen. Hannover, Vincentz Network, 1999.